大便革命

腐敗から発酵へ

辨野義己

GS
幻冬舎新書
508

はじめに──「長寿菌」とはなにか

私は45年以上にわたり、腸内細菌の構成と機能を中心に研究を続けてきました。「辨野《べんの》」という変わった名前のおかげで、「便の研究をしている辨野です」(よくペンネームだと思われるのですが、本名です)というと誰でもすぐ覚えてくれますが、私の研究対象は大便そのものではありません。あくまでも、大便のなかに潜む腸内細菌です。

なかでも重要なのが「長寿菌」。これは正式には酪酸産生菌と呼ばれる、酪酸を作り出す機能を持った菌と、よく知られているビフィズス菌の両者を合わせたものを表示しています。「長寿菌」という言葉は、いまのところ私しか使っていません。とくに特許も取っていませんので、誰でも使える言葉です。

酪酸産生菌の研究はまだ発展途上ですから、これからもいろいろな発見がなされるでしょうが、私がこの菌を「長寿菌」と名付けて重視するのは、このような考え方が現在の腸内細菌の研究にどうしても必要になってきたからです。

腸内細菌の研究はながらく「善玉菌」「悪玉菌」の二つを基本に進められてきました。あるいはこれに「日和見《ひよりみ》菌」を加えた三つの菌によって図式化されてきたのです。

腸内細菌といえば、乳酸菌やビフィズス菌、大腸菌や腸球菌を思い浮かべる方が多いでしょう。これらの名前をご存知であれば、かなりの「腸内細菌」通といえます。なかでも多くの人が関心を持つのは、「善玉菌」の代表選手とされる、ビフィズス菌と乳酸菌でしょう。１９５０年代頃から60年近く、これらが善玉菌の代表選手とされてきました。いまでも多くの方が、「ビフィズス菌は健康によい」と信じておられるのではないでしょうか。ところが、最近、私が「長寿菌」と言い出したもので、乳酸菌やビフィズス菌を商品化してきたメーカーの機嫌がよくありません。「これまではビフィズス菌、ビフィズス菌と言ってきたくせに、急に長寿菌などという言葉を使い始めてけしからん」ということなのでしょうか。

これまで微生物の研究において古典的に用いられてきたのは「培養」という手法です。腸内細菌の場合も例外ではなく、寒天培地に研究対象の細菌を植え、培養しなければなりませんでした。しかし21世紀を迎え、腸内細菌の遺伝子を用いた解析法が確立しました。「腸内細菌の全体像」が見えてきたのも、あらたな研究技法が確立してきたおかげです。

これまでの培養法の時代に、腸内細菌についての論文を日本でいちばん多く公表したのは私だという自負があります。その私でさえ、1990年代の中頃にはもう培養法の時代は終わったことを感じ、これからは培養法ではなく、腸内細菌の遺伝子を使った解析法が主流になると確信していました。

ビフィズス菌が「善玉菌」と呼ばれてきたのは、腸内環境を酸性に傾けるという大きな働きを持っているからです。ビフィズス菌が腸内にたっぷりあると、腸管感染症が起こりにくく、乳児はビフィズス菌が多いため、腸管感染症になりにくいのです。

こうしたビフィズス菌の働きはもちろん大事です。しかし、現在の腸内細菌研究は、もはやビフィズス菌で話を終わらせるわけにはいかないところまで進化しているのです。

その一方で、私が「長寿菌」として注目する酪酸産生菌は、短鎖脂肪酸の一つである酪酸を産生します。この酪酸に代表される短鎖脂肪酸が、がん細胞の抑制や腸の粘膜の正常化、すなわち腸管免疫の維持・亢進に重要な働きを持つことが理解されるようになりました。本書ではこの「長寿菌」という考え方を手がかりに、健康のあり方について私なりの提案をしてまいります。

「大便革命」という本書の題名は、決して冗談ではありません。大便に対する考え方に革命を起こすことが日本に明るい将来をもたらすと、私は心から信じているのです。

大便革命／目次

第4章 腸内細菌研究の最前線 99

第5章 大便発酵革命 147

第1章 長寿の村を訪ねて

「長寿の村」棡原との出会い

私は日本国内で高齢者がとても多い地域、いわゆる「長寿地域」をフィールドワークし、そこに暮らす人々が何を食べ、どんな生活習慣を持っているかについての調査を、長年にわたり続けてきました。長寿地域に暮らす日本人が持つ腸内細菌を調べることは、高齢化が進む我が国の国民一人一人がなすべきことを示し、健康のあり方を明確にしうるものと信じているからにほかなりません。

長寿地域をめぐる話は、1970年代の終わりまで遡ります。

きっかけは甲府で開業医をなさっていた古守豊甫先生との出会いでした。古守先生は代用教員として山梨県北都留郡上野原町の棡原《ゆずりはら》地域（現・上野原市棡原）に赴任されたとき、この地域に健康な長寿者がとても多いことに気づきました。なにしろその地域では、子供を10人も産んだ99歳の女性でさえ、元気に働いていたのです。

古守先生は代用教員を辞めたあと、東京医科大学を卒業、医師となられ、甲府で病院を開業されました。医師として棡原地域をあらためて訪問し調査をしたところ、やはり長寿者がとても多いことに驚かれたといいます。不思議に思った先生は、長寿と食習慣の関係の専門家であった近藤正二先生（東北大学名誉教授）と共同で、この地域に暮らす高齢者たちがふだん何を食べているかについての調査研究を始めたのです。

調査の結果、棡原地域に暮らす人々の食生活には大きな特徴があり、食事に占める食物繊維の比率がきわめて高いことがわかりました。古守先生はこの調査結果を本にまとめたのち、《食と長寿》以外の要因はないだろうかと考えられていました。そして辿りついた結論が、腸内細菌となにか関係があるのではないか、ということでした。そこで、理化学研究所におられた腸内細菌研究の第一人者である光岡知足先生のところに相談に来られたのです。

光岡先生は当時、理研で私の上司でした。１９７４年に理研に入ったとき以来、私は大腸疾患（大腸がん、潰瘍性大腸炎、クローン病）患者の腸内細菌を調べており、特定腸内細菌の検出を主な研究課題にしていました。

古守先生が理研の光岡研究室を訪ねてこられ、「１００歳を超えるお年寄りが多いのに、寝たきりや病気の人が一人もいない、不思議な長寿地域がある。腸内細菌となにか関係があるかもしれないから、調べに来てほしい」と言われたとき、長寿と腸内細菌にどんな関係があるのか、私にはまったくわかりませんでした。

当時の正直な気持ちをいえば、「そんな辺鄙な地域まで、なぜヒトのウンチを集めに行かなければならないのだろう？」と思ったほどです。しかし、光岡先生は我が国の長寿地域での腸内細菌とはなにかに大変興味を示されました。このとき、私は光岡先生から、何ごとにも高い好奇心を持つ研究者のあり方を学んだように思います。その頃、私は、大腸がん患者と健常高齢者の腸内細菌解析を行っておりましたので、健常高齢者と長寿地域の高齢者の腸内細菌を比較すれば、よい結果が得られるかもしれないと考えました。

そこで、1978年から79年にかけて、古守先生のご案内で上野原町（当時）の棡原地域に入り、調査を始めました。たしかにこの地域のお年寄りはとても元気で、90歳代のおばあちゃんが竿を片手に元気に屋根の上に登り、この地域の名産であるユズを大量に叩き落として、私に「持って帰れ」と言ってくれたりしました。

90歳になっても元気なこうした方々の腸内細菌を培養法で調べてみると、本来、加齢とともに減少していくビフィズス菌がとても多く、年をとるに従って増えてくる悪玉菌の代表菌であるウェルシュ菌が少ないことがわかりました。棡原地域では、米だけでなくアワやヒエなどの雑穀をよく食べます。また丸麦を柔らかく炊いた「おばく」という郷土料理もあり、こんにゃくや芋といった食物繊維を多く含む食品の摂取が、若い腸内環境を形成していたのでした。

いま振り返ると、古守先生のことがひじょうに懐かしい。当時の私は、まだ20代の終わりの食べ盛り。この地域で出される食事では、正直、食べたあとにまったく力が出ませんでした。棡原地域から理化学研究所に戻るとき、同行していただいた光岡先生に「ステーキか寿司が食べたいですね」と言ったところ、先生も「僕もそう思っていたんだ」とおっしゃられ、帰り道にお腹にたまるものを一緒に食べたことが思い出されます。

しかし、こうした独特の食習慣のおかげか、この地域に暮らす高齢者のビフィズス菌の菌数は、都会に暮らす「健康な若者」と「健康な老人」の中間程度で、実年齢より20～30歳若い腸内環境に相当するという、驚くべき数値を示していたのです。

当時はまだビフィズス菌が腸内細菌研究の指標となっていた時代ですから、長寿地域に暮らすお年寄りの腸内細菌がそのような特徴を持つことは、学術的にも大きな意義があり、そのデータを載せた論文がアメリカ微生物学会の専門誌に掲載されると、大きな反響がありました。

「ピンピンコロリの島」の食習慣

その後、私は現代の「長寿の島」をいくつも訪ねることになりました。大分県の姫島、島根県の知夫里島、沖縄県の南大東島、鹿児島県の徳之島や奄美大島などです。

「主治医が見つかる診療所」というテレビ東京系列の番組で、「再発見！健康寿命をのばす日本の伝統食」というシリーズが制作されていました。私はこの取材にレポーターとして参加し、日本各地の長寿地域に暮らす人たちの食事調査を行うとともに必ず大便を提供してもらい、その腸内細菌を調べることになりました。

きっかけは、長寿地域の人が何を食べているのか調べるテレビ番組の手伝いをしてほしい、と言われたことです。たんなるレポーターならば芸能人を使えばいいでしょう、と一度はお断わりしたのですが、局の側はどうしても私に行ってもらわないと困るというのです。

そこで私は、こんな交換条件を出しました。

「取材先の高齢者からウンチを提供してもらいたい。ウンチを出してもらえれば、長寿地域の人たちの体のなかで何が起きているのか入り口と出口から調べることができ、その起承転結がわかる。そうでなければ私は行かない」

幸い、取材先の人たちはこの条件を受け入れてくれました。おかげで私はとても貴重な、長寿の人々の便サンプルを得ることができたのです。

こうした「長寿の島」の食事と腸内細菌の関係は、いったいどうなっているのか。そうした問題意識を持って、鹿児島県の奄美群島にある徳之島（フジテレビ「その原因、Xにあり！」での取材）に訪れたのです。

徳之島は「PPK（ピンピンコロリ）の島」と呼ばれることもあるほど、高齢者が多い島の一つです。超高齢社会を迎えるにあたり理想とされる「ピンピンコロリ」とは、病気になったりして周囲に迷惑をかけることなく、ピンピンと元気なうちにコロリと死んでいけるのがよいという死生観のことです。

徳之島は人口約2万3000人のうち、100歳を超える高齢者が50人もいるという長寿の島です。ギネスブックに長寿記録が登録された泉重千代さん（120歳で没）や本郷かまとさん（116歳で没）の故郷としても知られています。この島には寝たきり老人は皆無に近いのです。食べ物や運動といった生活習慣、人間関係を含めた生活環境のよさが、この島の人たちの長寿の源を作っている。現地に入ってみて、そのことが本当によくわかりました。

徳之島の人たちがこれほど健康長寿でいられる背景には、やはり独特の食生活がありました。

この島の食生活の中心はサツマイモ（紅芋）です。サツマイモには水溶性食物繊維（30％）と不溶性食物繊維（70％）が含まれています。そのサツマイモを、てんぷらにしたり、饅頭にしたりと、本当に多様な使い方で食べるのです。

また徳之島では海岸でアオサを採取し、さまざまな調理を施して食べていました。食物繊維がゴボウの5倍もあるアオサはてんぷらにするとおいしく、島の人たちがじつにこまめに食べていたのが印象的でした。また南国らしく、パパイヤも炒めたり和えたりして食べています。

同じく長寿の島として知られる沖縄県の南大東島でも、食生活の中心は紅芋とパパイヤ、そして豚のあばら肉と冬瓜を味噌で煮たソーキ汁でした。

大分県の医療関係者のなかで「謎の島」と呼ばれていた姫島も、長寿の島です。大分県の北端にある伊美港からフェリーで20分。瀬戸内海に浮かぶ姫島は、健康寿命の期間が長く、「寝たきり」となる期間が全国平均や大分県の平均と比べて、きわめて短いのです。なにしろこの島の人々の「寝たきり」の期間は平均でわずか「1・42年」。全国平均でも、また大分県の平均でも10年前後にわたる「寝たきり」が普通であるのに対して、飛び抜けて短い期間です。まさに「ピンピンコロリ」、生涯の最後まで元気に生活する人たちが多い島なのです。

実際、この島のお年寄りはみな元気で、島中を自転車で移動しています。狭い島なので車をあまり使わないこともありますが、80歳を過ぎた方でも自転車をすいすいと乗り回していました。

姫島の場合も、ご自身で野菜作りに励まれ、食物繊維の多いサツマイモなどの摂取が健康長寿の秘訣でした。この島ではお祭りの際の「キツネ踊り」がとても有名ですが、そのお祭りの季節にだけ作られる「いもきり」という麺があります。

これは「かんころ粉」と呼ばれるサツマイモの粉を使った麺で、これに大根やにんじん、ゴボウやネギといった野菜をたっぷり乗せて食べるのです。ひじきの生産でも有名で、「姫島ひじき」と呼ばれています。また自家製味噌に、茄子やにんじんの塩漬けを細かく切って混ぜ合わせた「納豆味噌」という伝統食があり、発酵食と野菜を同時に摂ることができます。こうして姫島では、誰もが食物繊維てんこ盛りの食生活をしているのです。

「長寿」に特有の腸内細菌パターンを見つけた

隠岐諸島の一つである島根県の知夫里島も長寿の島です。

この島は畜産業、とくに黒毛和牛の生産で知られる「牛の島」です。また漁業もさかんで、漁獲物は島外と取引されています。しかしここの住民自身は、肉をほとんど食べません。飼っている牛はあくまでもペットであるという発想で、それを食べるなどといえば、けしからん、と叱られてしまいます。

この島の人口は600人あまりですが、驚いたことに90歳を過ぎたおじいちゃんが、バイクに乗って、近くの海まで海藻を採りに行きます。島の人の様子を見ていると、お年寄りも含め、本当に誰もじっとしていません。しかも、ほとんど自給自足の生活で、海藻にしても野菜にしても、みなその島で採れたものを食べているのです。

海藻では地元で「じんば草」と呼ばれるものが、「じんば漬け」という漬物にされてよく食べられています。ミネラルやビタミン、タンパク質が大量に含まれた優良な食品です。「なめみそ」という、大豆と麦、米麹と麦麹を使った味噌も、この島の食事には欠かせません。こうした質素な食事をしつつ、島の人たちは必死に働いて健康を維持しているのです。

私が訪ねたこれらの「長寿の島」の特徴は、どこでも自分たちで野菜作りに励まれていることです。野菜の代表選手はサツマイモと豆類で、そのほかキノコもよく食べます。海に近いところでは海藻をさかんに食べ、山があればもちろん山菜採りに出かけ、それらを煮たものや炒めたものをしっかり摂っていました。

「長寿の島」と呼ばれる島はどこでも、85歳から100歳前後までの後期高齢者や超高齢者の人たちが、とてもいきいきと生活しています。これらの地域で暮らす長寿の方々から提供されたウンチを使って腸内細菌を調べてみると、多くの共通点がみられました。その腸内細菌の構成パターンから、私が「長寿菌」と名付けた腸内細菌が、平均よりはるかに多く発見されたのです。長寿菌の割合がもっとも多かったのは、南大東島の101歳のおじいさんで、その値はなんと80％でした。

その後、2016年には別のテレビ番組の取材で、山梨県小淵沢にお住まいの一家を訪ねました。この一家では自家製野菜や漬物類を一生懸命に作っています。この家族の4人全員から大便を提供していただき、腸内細菌を調べてみたところ、ビフィズス菌は10％と普通の値でしたが（ビフィズス菌は一般的に、腸内細菌のだいたい5～10％を占めています）、驚いたことにこの家族ではみな、30～40％の「大便菌」を持っていました。これを勘定に入れると40～50％もの「長寿菌」をこの家族は全員が持っていることになります。

ビフィズス菌だけに着目する研究者には、この一家の特異性は見えてきません。これからの新しい時代に健康長寿をもたらすためには、もうビフィズス菌だけでは十分ではありません。ビフィズス菌と大便菌を合わせた「長寿菌」という観点から考えていかなければならないと思っていた矢先、その仮説を、これらの地域の人たちが実証してくれたのです。

世界の食習慣

世界には極端な食生活をしている人々がおられます。その代表例が、パプアニューギニア高地人です。彼らはタロイモやサツマイモのような芋類を主食としているにもかかわらず筋骨隆々で、標高2500メートルの高地を闊歩しています。肉類も摂らず、タンパク質やアミノ酸を摂らないのに、なぜ筋骨隆々なのか。

じつはこれも腸内細菌の働きによるものです。

1980年代に私は、パプアニューギニア高地人の腸内細菌とエネルギー蓄積の仕組みを調べる実験を行いました。パプアニューギニア高地の住民から提供を受けた大便を、嫌気性（酸素がない）の試験管に入れて、3日間かけて私の研究室に運んでいただいたのです。

実験の結果、彼らはアンモニアを窒素源とすることで空気中の窒素を固定し、体内でアミノ酸（タンパク質）を合成することができること、それでは足りないぶんのアミノ酸は腸内細菌が産生し、生体に取り込まれていることがわかりました。人の腸内にも窒素ガスが50％ほど入っており、アンモニアのような窒素源を使って腸内細菌がアミノ酸を産生するのです。

反芻動物であるウシは実際にそのようにしてアミノ酸を合成しています。ウシには四つの胃があり、そこで反芻を繰り返すのですが、そのうちでいちばん大きな第一胃を「ルーメン」と呼びます。このルーメン内には窒素源となるアンモニアは存在しませんが、代わりに「ルーメン菌」と呼ばれる細菌が常在しています。それらがルーメン内に入ってきた草の食物繊維を分解し、菌体成分としてアミノ酸を産生させるので、草だけを食べていても、あれだけの体を維持できるのです。

パプアニューギニア高地人は、原理的にはウシと同じように腸内細菌に足りないアミノ酸合成をさせていることになります。彼らは基本的には低タンパク栄養状態でも、十分にヒトが生きていける極限環境があることを証明しました。そして彼らのこうした食習慣が、腸内細菌の機能を高めることと大きな関連があることも教えてくれました。

文化による食生活の違いが、排便の回数のみならず、大腸がんの発生とも関係があることは国際的にも明らかになっています。1972年にイギリスのデニス・バーキット博士は「食物繊維とがんの関係性」についての研究報告を行い、大腸内での大便の滞留時間とがんの発症との関連や、食物繊維とがんの関係を明らかにしました。

バーキット博士はアフリカのウガンダで、20年にわたり治療をしてきました。その間の調査により、ウガンダでは大腸がんがとても少ないことがわかったのです。そこでウガンダ人の女性とイギリス人の女性の排便期間と排便量を比較してみた結果、両者にははっきりとした違いが出ました。

イギリスの女性の場合、消化管通過期間、つまり食事から排便までの時間は平均で73時間以上、つまり約3日かかるのに対し、ウガンダの女性は平均で12〜18時間で排便が起きました。また一日の排便量もウガンダの女性は470グラム、イギリスの女性は104グラムでした。おそらくこの違いは、ウガンダでは芋が常食されているからだと考えられます。このように食文化の違いが、排便の量や質までも決定づけているのです。

世界の長寿地域ブルーゾーン

私の知人である鍼灸医の森美智代さんは、一日に600グラムの野菜ジュースしか飲まない厳格なベジタリアンです。いま、そういったベジタリアン的な食生活が広まっています。

アメリカ合衆国のロサンゼルス市郊外、サン・バナディーノ地区のロマリンダには「セブンスデー・アドベンチスト(SDA)」というキリスト再臨派に属する信者の人々が集住しています。この地域の特徴は、宗教上の理由から禁酒・禁煙、さらに「ラクト(乳)・オボ(卵)・ベジタリアン」の生活がなされていることです。彼らは牛乳と卵、それと野菜やナッツ類しか食べてはいけません。

この「セブンスデー・アドベンチスト」の存在と直接的な関係があるかどうかはわかりませんが、同じカリフォルニア州のなかでも、ロマリンダの町に住む人は、ロサンゼルス市内の人たちと比べて平均寿命が10歳も長く、発がん率も20%低いのです。

日本にもこの「セブンスデー・アドベンチスト」に関係した病院があります。たとえば東京の荻窪にある東京衛生病院の病院食は、ほとんど「ラクト・オボ・ベジタリアンタイプ」なのだそうです。

ベジタリアンは、タンパク質を豆類から摂りますが、一般的にアメリカ人は豆を食べません。彼らにとって豆は家畜のエサにすぎないのです。一方、私たち日本人には、もともと豆をたくさん食べる文化があり、ベジタリアンでなくとも植物性タンパク質が十分に摂れています。その点においても日本の食文化は優れているといえます。日本の伝統的な和食はもともとその傾向が強かったのです。

もっとも、「和食を無形文化遺産に」と叫ばれていましたが、じつは和食の何が健康のためにいいのか、科学的にはまだよくわかっていません。

《食の無形文化遺産》となった地中海料理の特徴は、オリーブオイルと「野菜」です。実際に、オリーブオイルをたくさん摂る地域の人は、腸内のビフィズス菌も多いというデータがあります。

私は地中海のサルデーニャ島に行ったことがありますが、この地は高齢者がとても多い地域としてよく知られています。世界で五つの長寿のエリアと言われる「ブルーゾーン」のなかでも、サルデーニャ島はとくに有名な場所で、イタリア半島とは住民の人種も違えば文化も歴史もまったく違います。

サルデーニャの人々の健康を支えているのはオリーブオイル、野菜、そして豊富な魚介類です。さらに、ヒツジの乳で作られるチーズもさかんに摂取されています。ヒツジのミルクの成分は人間の母乳にいちばん近いといわれますが、そこからチーズとして取り、ミルクを飲む。そして自分たちで作った野菜を食べている。サルデーニャは山岳地形なので、住民は何をするにもつねに山を登り降りしなければなりません。80歳や90歳の高齢者たちが、山のなかでヒツジを追いかけて生活しているのです。足腰を鍛えて運動をし、食べ物に気をつけるなかで自然に身についたものが、長寿の源を作っているのでしょう。

ちなみに「ブルーゾーン」と呼ばれている地域は、サルデーニャ島にくわえて、先ほどのロマリンダ（カリフォルニア）、沖縄、コスタリカのニコヤ半島、ギリシャのイカリア島です。しかし残念なことに、沖縄では短命化が進行しています。これについてはあとの章でふれることにしましょう。

第2章

21世紀は「腸の時代」

日系ハワイ人から見つかった「長寿菌」

私が「長寿菌」と呼んでいる酪酸産生菌がヒトの腸内に常在していることが解明され始めたのは１９７０年代です。そのきっかけとなった知見は、アメリカでその頃に進展した大腸がんと腸内細菌に関する研究から得たものです。

アメリカでは第一次世界大戦後から大腸がんの患者が急速に増え始めました。戦後特需による好景気の影響で生活の質が大きく変わったからです。

乗用車の普及が進んだおかげで運動不足となり、各家庭で冷蔵庫が普及した結果、肉類の消費量が大幅に増加しました。そして第二次世界大戦後の１９６０年代には、大腸がんはアメリカの「国民病」といってもいいほどになっていました。こうしたことから政府は大腸がんの成因や予防に関する研究を推進させたのです。

世界がん研究基金とアメリカがん研究協会は10年ごとに「ザ・レポート」と呼ばれる発がんに関する報告書をまとめています。２００７年に発表されたレポートでは、大腸がんリスクを上げる要因が、①肉類、加工肉の大量摂取、②野菜不足、③運動不足、④

アルコールの多飲、であることが示されました。

こうしたなかで、「どういう条件のときに大腸がんが増えるのか」「食事と大腸がんの関係はいかなるものか」という研究がさかんになっていきました。

全米科学財団（National Science Foundation：ＮＳＦ）が大腸がんの研究をメインターゲットにし、腸内細菌の研究にも人件費込みの大きな予算がつくという流れのなかで、１９７０年頃、バージニア工科大学（Virginia Polytechnic Institute：ＶＰＩ）の嫌気性菌研究所の研究グループは、大腸がん発症に腸内細菌がどのように関与するのかという研究に着手しました。

このとき、バージニア工科大学の研究グループは発想を転換し、「大腸がんになりにくい人たち」の研究を始めたのです。その結果、もっとも大腸がんが起こりにくいのは、日系ハワイ人だということが判明しました。これは食習慣の変化によるものだろうという予測がなされ、さらに日本食の習慣を頑固に維持している日系ハワイ人を調べてみた結果、腸内細菌の組成がきわめてユニークであることが明らかになったのです。

日系ハワイ人の腸内にいちばん多く存在する細菌はバクテロイデス・ブルガータスと

い、第2位が私のいう「長寿菌」、つまり酪酸産生菌で、その代表がフソバクテリウム・プラウスニッツィ（現在のフィーカリバクテリウム・プラウスニッチ）でした。

理化学研究所に入所した際、私は上司の光岡先生から「君は腸内細菌と大腸がん発症に関する研究を課題としなさい」と宣言されていました。そこで私はまず、大腸がん患者の腸内細菌、自らが経験した多量の肉類を摂取する被験者試験などから研究を開始したのです。

私は腸内細菌としてのフィーカリバクテリウムの情報は得ていましたが、どんなに一生懸命に検出した菌を分類したところで、現実にその菌を捕まえることは困難な状態でした。アメリカでは1970年代から研究が始まっているというのに、日本ではなかなかその実物が見つからなかったのです。やはり、サンプルの違いなのかと考え込んでしまいました。

のちに判明したのですが、用いた培養法に大きな問題がありました。フィーカリバクテリウムは、ウシの第一胃内から採られた胃液（ルーメン液）を培養に使わなければ生育できなかったのです。ウシのルーメンは、いってみれば食物繊維の塊のようなものです。フィーカリバクテリウムはそうした環境をうまく利用して酪酸を産生することがわかったのです。

その後、私は日本人の腸内にもフィーカリバクテリウムがいるかどうかを、遺伝子解析によって調べました。約60人の便秘症の女性から大便をいただいて、そのすべてを遺伝子解析で調べてみた結果、被験者全員が大便一グラムあたりで少ない人でも10^8個、多い人で10^{10}個のフィーカリバクテリウムを持っていることがわかりました。ビフィズス菌の場合、腸内で増えたり減ったりしますが、フィーカリバクテリウムの場合、その量はとても安定しています。そしてこの大便菌を増やすためには、長寿地域の調査で判明したとおり、野菜などから食物繊維をしっかり摂ることが大事だということもわかってきたのです。

「大便菌」とビフィズス菌を「長寿菌」と提案

フィーカリバクテリウムが酪酸を産生する菌の代表選手だということがわかってきた頃、私はそれに対する訳語として「大便桿菌《だいべんかんきん》」という言葉を提案し、コプロコッカスに対する訳語としても「大便球菌」という言葉を同時に提案しました。「大便桿菌」と「大便球菌」はいずれも酪酸産生菌で、この二つを合わせて私は「大便菌」と称しています。そして「大便菌」と「ビフィズス菌」の二つを合わせて「長寿菌」と提案したのです。

長い間、「善玉菌」の代表であるビフィズス菌と乳酸菌が健康のバロメーターとされてきましたが、このような説明がうまく当てはまらない事例が最近は増えてきたからです。たとえばＩＢＤ（炎症性腸疾患）の潰瘍性大腸炎という病気では、ビフィズス菌と大便桿菌が特異的に減少します。潰瘍性大腸炎とは、ようするに腸粘膜が壊れている状態です。そうした条件で菌群が酪酸を産生すると、大腸を正常な方向に持っていくことができます。つまり、この二つの菌の組み合わせが腸内でとても大切な役割を果たしていることがわかってきたのです。

別名で「酪酸産生菌」とも呼ばれる大便菌は、文字どおり酪酸（短鎖脂肪酸）を産み出すため、腸粘膜の免疫系の正常化に大きな働きをすることもわかってきました。酪酸はがん細胞の抑制にも役立つことがわかり、にわかに腸内の酪酸の存在がクローズアップされています。

理研の免疫アレルギー関係の研究者も酪酸に注目しており、酪酸そのものが腸管免疫を活性化するという論文も発表されています。腸内の酪酸が増える環境を作ることでがん細胞を抑制し、腸管免疫の機能を高めていく治療法も始まり、酪酸産生菌の網羅的な研究はこれから非常に大事になってくると思います。

しかし、いまだにわかっていないことも多く、たとえば生きた腸内細菌はどのように酪酸産生菌を産生する環境を作っているのか、酪酸産生菌を腸内に豊富に持つためには、いったい何を食べればいいのか、といったところまで踏み込んでいかないと、本当の答えは出てきません。

そこで私は、やや遠回りかもしれませんが、第1章で紹介したとおり、日本各地の離島や山間部にある、元気な高齢者が多く暮らすと言われる長寿地域を回ってみることにしたのです。長寿地域の人々の腸内細菌を調べたところ、酪酸を産生する菌がとても多いことが判明したのは、前の章ですでに述べたとおりです。

私はこの発見の驚きを「長寿菌」という言葉に込めたのです。

腸内細菌研究の急展開

「21世紀は腸の時代」と言われるほど、いま「腸」という臓器への関心が世界的に高まっています。腸内細菌があらゆる病気の原因究明や健康促進に、大きく関係することがわかってきたからです。

ヒトの腸は大きく分けて、十二指腸、小腸、結腸、直腸から構成されます。なかでも重要なのが小腸と結腸です。小腸での消化の過程では消化酵素が使われ、タンパク分解酵素や膵液、胆汁などが出ます。小腸で脂肪は脂肪酸とグリセリンに分解され、肝臓に蓄えられます。食べ物をうまく消化・吸収できなければいくら食べても無駄ですから、極端なことをいえば、分解や消化ができた人類の子孫だけが、いま地球に残っていると考えることができます。うまく消化できなかった種族、とくに小腸に病気を持っていた種族は、たぶん淘汰されてしまったのでしょう。

小腸が消化・吸収する場であるのに対して、結腸は発酵と腐敗を司る場です。基本的に大便を止めておく場所ですから、それだけ病気の種類も多い臓器です。食べ物や生活環境そのものによって発症する病気の要因に対して、大腸という臓器は非常に敏感だといえます。

その大腸のなかに存在する無数の腸内細菌に対して、「現代医療のトップランナー」ともいうべき世界中の研究者が高い関心を寄せています。ところが日本の腸内細菌研究だけが、ビフィズス菌・乳酸菌を腸内細菌における「善玉」とするところで時代が止まってしまっています。一種の閉塞状態にあるといっても過言ではありません。

ビフィズス菌・乳酸菌だけで腸内細菌のすべてを説明できないことは、日本の多くの腸内細菌の研究者も気づいています。にもかかわらず、誰もがそのことを口にすることを避けているのです。腸内細菌の研究者は古い考え方に凝り固まり、そこから脱却しようとしていません。

ビフィズス菌・乳酸菌を主役とする、これまでの腸内細菌研究を「第一世代」と呼ぶとすると、それに続く「第二世代」の流れが２００５～06年頃から始まりました。

この「第二世代」が注目するのが、腸内細菌と肥満や糖尿病との関係です。まだ完全に立証されたわけではありませんが、こうした部分に注目する、新しい機能研究の流れが生まれてきました。「21世紀は腸の時代」と言われるのは、この新しい世代の研究に注目が集まっているからにほかなりません。

私は大腸がんや潰瘍性大腸炎、クローン病といった大腸疾患と腸内細菌の関連についてながらく研究してきましたが、2005年頃から、腸内細菌は肥満や糖尿病にも関係するということが言われ始めました（これらの研究の最先端については、第4章で詳しく述べます）。

腸内細菌の種類は、全体で1000種類以上だろうと推定されていますが、そのうちでまだ、300～400種類の腸内細菌のことしかわかっておらず、残りの600～700種類は人類にとって未知の菌です。

「21世紀は腸の時代」と言われる最大の理由は、いままで解明されてこなかったこれらの未知の腸内細菌に光が当たり、その全体像がついに見えてきたからです。

腸内細菌の真実の世界が見えてきた

1990年代までは腸内細菌を「善玉菌」と「悪玉菌」に分ける考え方がよく行われてきました。腸内細菌の役割を説明するにあたって、よい働きをする菌と悪い働きをする菌との間のバトルが腸のなかで起こっており、善玉菌が多ければ健康の要因となり、悪玉菌が多いと病気の原因になるという、勧善懲悪モデルです。

何を隠そう、私もそうした説明をしてきた一人です。

こうした説明は一般向けにはわかりやすいものの、学問的には正しくありません。そもそも、腸内に細菌がいること自体、本当は「悪」のはずなのです。

しかも1990年代から、腸内細菌のなかには、素性のわからない菌がたくさんあることがわかってきました。腸内にいる菌のうち「善玉菌が2割程度、悪玉菌が1割程度」とながらく言われてきたのは、これらの菌が培養可能であるのに対し、残りの7割程度の菌は培養が困難だったからです。ようするに当時の培養法では、残りの菌を把握しきれていなかったのです。

ところが、この頃から遺伝子解析によって、それまで見えなかった残り7割程度の腸内細菌が把握できるようになってきました。その存在はようやく見えてきたけれど、これらの菌をどのように説明すればいいのだろうか。頭を悩ませた結果、私は「日和見菌」という言葉を作り出しました。

「日和見菌」とは、「善玉菌」にも「悪玉菌」にも味方せず、どちらかが勝ちそうになったとき強いほうに味方をする性格を持つ菌です。ようするに2割を占める「善玉菌」が強ければ、こちらに味方する。1割の「悪玉菌」が強ければ、こちらの味方をする。選挙のときの浮動票をイメージするとわかりやすいかもしれません。私はそれに対して「日和見」という都合のよい言葉を当ててはめてみたのです。

しかし、このモデルは破綻してしまいました。「日和見菌」と呼んできた7割の菌のいろいろな遺伝子を調べてみたところ、そのなかでさらに大きな分類が見えてきたのです。「善玉菌」や「悪玉菌」のように培養まではできませんが、おおよそのグルーピングができるようになり、培養困難とされていた菌がどんどん培養化されるようになりました。

では、それまで「日和見菌」としか呼びようがなかった7割の菌を、これからはどのように理解したらいいのか。この難しい問題を解決する糸口が、1990年代後半から今世紀にかけての腸内細菌研究の発展のおかげで少しずつ見えてきました。

次世代シークエンサーによる革命

その鍵を握ったのは、遺伝子の塩基配列を高速で読み出せる「次世代シークエンサー(Next Generation Sequencer：ＮＧＳ)」と呼ばれる装置です。この装置が実用化されたおかげで、腸内細菌に関する論文が激増しました。２０００年までは、「腸内細菌」という項目を入れてPubMedという文献検索システムで調べても、英文の論文数は２００を超えませんでした。ところが、いまはそれが年間５０００報を超えています。

解析技術が進歩したおかげで、誰もが容易に腸内細菌を把握できるようになりました。その結果、多くの病気の原因が腸内細菌だったことが明らかになり、研究者の共通認識になっていったのです。こうした流れのなかで多くの研究者が腸内細菌の研究に参画するようになり、ますます大きく展開し始めました。

遺伝子解析が長足の進歩を遂げたのは素晴らしいことです。しかし残念なことに、そこには「哲学」とでもいうべきものが欠けていました。遺伝子解析の結果はどんどん出るのですが、それがいったい何を意味するのかという本質的なことは、誰にもよくわかっていなかったのです。

遺伝子解析を専門とするゲノム出身の研究者と、それまで培養法で腸内細菌の研究者との間にも、大きな齟齬がありました。そして、その齟齬を象徴する存在が、本書の主役である「フィーカリバクテリウム（大便桿菌《だいべんかんきん》）」なのです。

フィーカリバクテリウムという名は、feces（大便《だいべん》）とbacterium（細菌）という言葉を組み合わせたものですが、2002年、新しく命名提案されたこの菌も、ゲノムをやってきた人たちからは、もともとあったクロストリジウムに属する菌から独立したものにすぎない、とみられていました。

しかし腸内細菌の専門家である私たちにしてみれば、そうした見方では不十分です。というのも、1920年代にはすでにフソバクテリウム（*Fusobacterium*）という、酪酸を産生する菌が存在するのではないかという提案がなされており、フィーカリバクテリウムはまさにそれに相当する菌株として、きわめて画期的な発見だったからです。

ゲノムをやっている研究者たちが、そうした私たちの過去の研究についてよく知らないのは当然ですが、私たちからそのことを教えても、「ああ、それは知りませんでした」という程度で、その重要性を理解するには至っていません。

残念なことに、腸内細菌の研究では、従来の微生物学者とゲノム系の学者との間で、このようなすれ違いが起きるのが常態になっています。微生物のことをまったく知らないまま、腸内細菌についてすべてをわかっているような感覚に陥っているゲノム系の研究者がとても多いのです。

しかし腸内細菌のなかにはまだ、膨大に「未知なる菌」が存在しています。この「未知なる菌」を未知のままにしておいていいのでしょうか。

これは腸内細菌の話に限りません。地球上にいる微生物は100万種以上だと言われていますが、このうちで人類が把握しているのは、まだ1万2000〜1万3000種でしかありません。99％以上の菌は、未知の菌です。しかも地球上にいる微生物の重さを合わせると、地球全体の重量の3分の1になると言われています。3分の1が海水をはじめとする水の重さ、3分の1が土の重さ、そして残りの3分の1が微生物の重さというわけです。

そのくらい微生物は、根本的なところでこの地球を支えています。想像を絶するようなかたちで人類が地球環境を破壊していくなかで、微生物はその環境を維持する点においてきわめて大きな役割を果たしているのです。

そうしたなかで、人の腸内の菌がすでに3～4割までわかっているというのは、きわめて画期的なことだと言わなければなりません。腸内だけでなく口腔内や女性の膣内にも微生物がおり、皮膚表在の微生物もいます。それぞれがまったく違う性質を持つこともわかってきました。ヒトは一つの個体として生きているのではなく、体内の膨大な微生物とともに生命を維持しているといっても過言ではありません。

微生物学は分類学に始まり、分類学に終わる！

「微生物学は分類学に始まり分類学に終わる」と言われ、最後はやはり分類の問題に戻ってきます。

最近の微生物研究は、なんらかの特別な能力を持つ菌が発見されるところから始まります。その新しい菌がどんな働きをしているかを調べるには、その菌種が既存の菌なのか、それとも新しい菌なのかを見定めなければなりません。その結果によって、たとえば特許性の範囲が違ってくるからです。

極端な話、もしそれがまったく新しい菌だとすれば、その菌のグループ全体の特許を押さえることができるのですから、大事なビジネスチャンスです。既存の菌の場合も特許は出願できますが、その場合はきちんと菌を分類できなければなりません。

分類の重要性を説明するのにいちばんいい例が「グルタミン酸生産菌」をめぐる論争です。

グルタミン酸を作る菌については、日本ではそれなりの研究の歴史があります。味の素社の合成調味料「味の素」は、以前は微生物発酵法により製造されていました（現在は化学的合成法による）。このときに活躍した微生物は「桿菌」、すなわち棒状の菌でした。それに対してライバルの協和発酵は「球菌」を用いて微生物発酵を行っていました。

結果的にこの2社間の競争が、日本における微生物分類学を発展させたのです。その菌をどのように分類するかということに、特許の問題が大きく絡んでいたからです。

当時、味の素社が特許申請した「コリネバクテリウム・グルタミカム（*Corynebacterium glutamicum*）」と、協和発酵が特許申請した「ミクロコッカス・グルタミカス（*Micrococcus glutamicus*）」という菌は、どちらも同様にグルタミン酸を産生する菌でした。しかし協和発酵は球菌、対して味の素社は桿菌だということで、別の特許として認めるかどうかが議論になりました。

そうした経緯を経て、細菌を株のレベルで分類し始めたことが、我が国の細菌分類学に大きな飛躍をもたらしたのです。

では、「桿菌」と「球菌」とではどこが違うのか。「桿菌」は棒状、「球菌」は球状の菌である、と説明することもありますが、現実的には菌の形状はあまり関係がありません。それよりも、両者には「グラム陽性」か「グラム陰性」かという、染色性の違いのほうが大きな問題です。デンマークの学者、ハンス・グラムが1884年に考案したこのグラム染色法により、細菌の観察がきわめて容易になりました。

このグラム染色法で濃い紫色に染まれば「グラム陽性」、淡い赤色に染まれば「グラム陰性」と呼ばれます。

ここでグラム陽性菌と呼ばれるものは、厚い細胞壁を持っている菌です。それに対してグラム陰性菌と呼ばれるものは、細胞壁を持たない菌です。細胞壁を持たない菌は、その代わりにセルロースやグリコーゲンといった多糖類を持っています。

たとえば、いま話題になっている「デブ菌」、つまり肥満の原因となる細菌とされるファーミキューテス類（Firmicutes）のなかには、グラム陽性菌のものが多く、それに対して「痩せ菌」と言われるバクテロイデーテス類はグラム陰性菌です。こうしたことも、次世代シークエンサーを使った調査で判明していきました。

ファーミキューテス類が多いことは肥満と関係があり、バクテロイデーテス類が多い場合は肥満になりにくい、という議論が正しいとするならば、肥満の問題を考えるときには、グラム陽性菌とグラム陰性菌の比率を調べればよいということになります。

腸内細菌と肥満との関係が言われるようになったのは２０００年頃で、さらに２０１０年には脳との関係が言われるようになってきました。それまでは腸内細菌がブラックボックスになっていたためわからなかったことが、この十数年のうちに、次々に明らかになってきたのです。

この意味でも、まさに「21世紀は腸の時代」といえるでしょう。

遺伝子解析による腸内細菌の菌株レベルでの違い

２００３年に私のグループが命名提案した、バクテロイデス・プレビウス（*Bucteroides plebeius*）という菌があります。これはバクテロイデス属に属するという菌種なのですが、私たちはその菌種名として、あらたに「プレビウス」という命名を提案しました。この菌種名の由来は「ありふれた」という意味のラテン語です。

このプレビウス菌に関して、最近フランスのピエール・エ・マリー・キュリー大学の研究者が、日本人から分離したプレビウス菌と、北米人から分離したプレビウス菌とでは能力が違うという論文を発表しました。

日本人の大便から分離されたプレビウス菌は、アマノリ、つまり海藻の食物繊維を分解する遺伝子が取り込まれているが、北米人の大便から分離されたそれはその遺伝子を有していないのです。同じ菌種であっても、菌株レベルでその環境に適応して、海藻の分解をする遺伝子を持つ菌の遺伝子が、その菌に取り込まれるような環境が作られたのだろう。つまり環境によって、同一種の細菌であっても異なる性質を持ちうることを明らかにしたのです。

菌種と菌株の違いをここで説明しておいたほうがよいかもしれません。

「菌株（strain）」とは、生物個体そのものとしての細菌のことで、「菌種」とはリンネの分類法における「種（species）」に相当します。「種」の上が「属（genus）」で、学名はこの二つに種形容語を組み合わせたかたちになります。バクテロイデス・プレビウスの場合、「バクテロイデス」が属で、「プレビウス」が種です。

プレビウス菌についてのこの発見は、とても大きなインパクトを私たちに与えました。そういう菌を発見し、生きた菌を提供していくことが、将来の腸内細菌研究にとって大事であることをあらためて思い知らされたからです。

ところが、現在の腸内細菌研究の中心であるゲノムの研究者は、ゲノムや遺伝子の話をしているばかりで、こうした発見に注目しようとしません。ゲノムの研究だけで、実際にヒトの腸内で起きていることがどこまで把握できるのか、大いに疑問です。ゲノムや遺伝子からは、具体的な生きた細菌の姿は見えてこないからです。

腸内細菌を含む細菌学はやはり、基本的に分類学から始めるべきでしょう。遺伝子の配列だけを研究していても、菌種名をつけることはできません。あらたな菌を発見し、その種名をつけることは、細菌研究にとってそれだけ大事なことなのです。

実体がなかった「アリアケ菌」

逆説的な意味で命名の重要性を示した例が、公益財団法人がん研究会・がん研究所が発見したクロストリジウム・アリアケという菌です。

アリアケ菌というのは、現在、がん研究所のある有明という地名からつけられた名前でした。「本菌はがん患者に特異的に高い頻度で分離される」という内容で『サイエンス』誌に掲載されるほど大きな反響があり、ＮＨＫスペシャルでも特集されたほどの発見というふれこみでした。

しかしながら、その後、この菌種は正式な新菌種としては発表されませんでした。「アリアケ菌」という名前はつけたものの、正式に命名提案したものではなかったのです。

結局、その菌はどこにも存在していませんでした。彼らが「発見」したという「クロストリジウム・アリアケ」は、ゲノム配列のうえで独立した菌として名前をつけただけで、いわば単なる記号にすぎないものでした。

新しい菌種として命名するためには、まずなにより培養可能であることが必須です。さらにそれを、公的な微生物保存機関の2か所以上に寄託しなければなりません。その菌のリボゾームを構成するrRNA遺伝子の一つである16SrRNAの全長1500bp（bpとは遺伝子の大きさを示す単位として用いられる「塩基対」のこと）を、DNAの塩基配列のデータベースである「日本DNAデータバンク（DDBJ）」をはじめとする遺伝子の登録機関に登録することも必須です。

こうして、新菌種として命名・提案する場合、この3か所から「認証」を取得し、それらと所定の学術雑誌に公表しなければならないのです。つまり、誰もが学術研究に使用できる環境作りが必要なのです。

当時私は、「クロストリジウム・アリアケ」の命名をめぐって、微生物の名前をそのように簡単につけるべきではない、と学会でコメントしました。なぜなら、特定の微生物集団に新菌種として名前をつける以上、その菌が誰もが使える環境にすることが国際ルールだからです。ルールを無視して、名付けて「この菌が大事だ」などといっても、世界の研究者は誰も信用しません。

名前をつけるということは、その菌のデータを出すだけでなく、微生物を扱うことに対する責任も持たなければならないということです。微生物名をきちんとつけることによって、後世の細菌研究者にも使える環境を作ることが大切なのです。

しかしながら、この菌種の発見から、培養可能な状態ができれば、ピロリ菌の胃がん発症への寄与のように、大腸がんの予防への道につながることになることは確実であろうと期待しているところです。

新規登録が止まったままの微生物データベース

新属・新種が提案されることによって、遺伝情報のデータベースがいっそう充実していけばいいのですが、日本の場合、すでに登録されている微生物の遺伝子のうち、培養可能な菌のレベルで止まっています。新規の腸内細菌の発見・命名提案がなされていない、というのが現状です。

そのため、次世代シークエンサーによって見出された残りの7割の菌に関しては、まったく手つかずの状態です。難培養菌を培養化して命名提案しなければ、今後それらのデータは誰も使えなくなってしまうのですが、その命名作業があまりにも難しいために、データベース上で「uncultured（難培養）」とされたままになっています。

繰り返しますが、そもそも地球にいる微生物の99％以上は未知の菌です。たとえば大村智先生（北里大学特別栄誉教授）は、残りのわずか1％未満の中から、寄生虫を駆除する「エバーメクチン」という抗生物質を作る菌を発見し、２０１５年のノーベル生理学・医学賞を受賞しました。未登録の菌をどんどん登録して研究していけば、能力の高い菌がもっとたくさん発見されるはずなのですが、そもそも登録ができなければ特許も取れません。

いまはアメリカと中国が遺伝子シークエンスの分野で競い合っており、両者とも研究資金、人員を投入して精力的に研究推進しているところです。

とくに残念なのが、１９７０年代に行ったあれほど先進的な研究の歴史をアメリカが継続していないことです。アメリカの場合、ファンドが終われば研究者もまったく変わってしまうのです。

1960年代には国のファンドから膨大な資金を得て、腸内細菌の研究がさかんになされました。その後1980年代には口腔内（歯周病）の研究にも大量の人材と資金が投じられました。しかし、2000年からは遺伝子だけが研究助成の対象になってしまったため、1980年代から90年代にかけて培養されていた菌との連続性が、現在では途切れてしまっているのです。

こうしてみると、培養によって微生物を確実に把握する作業は、遺伝子による研究が中心となった現在では時代遅れに見えるとしても、今後とも避けて通れない道であることがわかります。

菌の命名と分類の難しさ

私たちが注目しているフィーカリバクテリウム（大便桿菌）は、以前はフソバクテリウムと呼ばれる菌のグループにいましたが、のちにそこから分類上独立し、フィーカリバクテリウムになりました。このように分類し直したことで、存在にスポットライトが当たったわけです。

私たちがあらたに命名提案した「プレビウス菌」も、そのように命名したからこそ、他の研究者にも使ってもらえるようになり、結果的にその菌が持つ存在価値が増したのです。

もっとも、先ほど紹介した「アリアケ菌」の例からもわかるとおり、細菌の新種の提案は簡単ではありません。遺伝子の塩基配列のシークエンスを調べ、DNAハイブリダイゼーションという、DNAを相互接合して一致率をみる作業をしなければなりません。さらにその菌の性質を全部調べ上げて、「この菌は、ほかの菌とこのような違う性質を持っている」という学術論文を出さないと、新種として認められないのです。

私自身は1973年から現在までの間に、69種類の新種の細菌について命名提案してきました（これはヒトや動物の腸内や口腔内から得られた新種を含めた数字です）が、たとえ私が新しい菌を発見して、「これにはバクテロイデス・ベンノという名前をつけたい」と思っても、それだけでは命名することができません。現実に、私の名前がついた菌も存在していますが、それはほかの研究者が私の名前を使って命名したものです。

菌の名は発見した本人ではなく、その微生物の性質、分離された場所の地名や有名な細菌学者の名前を利用して命名することが多いのです。

微生物のなかには、菌類、真菌類、カビ、酵母、細菌などがすべて含まれます。カビや酵母、とりわけカビによく用いられているのは、植物学の分類法——いわゆるリンネの分類学による分類です。さまざまなカビを「目」「科」「属」「種」といった順に階層上に分類し、階層を下りていけば必ず目当ての菌がいる、という発想による分類法です。

たとえば、カンジダという菌には、病気の原因となるカンジダ・アルビカンスという名前の菌と、サッカロマイセス・セレビシエという菌があり、じつは後者は酒を作る酵母で、この二つはまったく同じ菌なのです。ところが、医学的にはカンジダだけれども、発酵の世界ではサッカロマイセスと呼ばれています。同じ菌が、とらえる側面によって違う名前で呼ばれているのですが、リンネの分類法であれば、どちらにも辿りつくことが可能です。

しかし微生物の分類の場合、ＤＮＡレベルで遺伝子を解析することと、生きた菌の実物を取ることの二つを併用しないと、新しい菌の命名はできないようになっています。リンネの分類学に代わり、近代の分子生物学の手法を用いた、系統分類学という新しい分類学が始まっているのです。

病原性は創薬に通ず

病原菌に限らず、あらゆる微生物のなかでもっとも活性の高い特性は「病原性」です。その高い活性をうまく利用すれば、病気への予防効果も出てきます。

たとえば、いま膀胱がんの治療には結核菌弱毒株が用いられています。結核菌の菌液をがん部位に植えつけて、がん細胞を抑制するのです。

そもそも、あらゆる微生物のなかで病原性を持っている菌はほんの数％にすぎません。大部分の菌は常在性の高い、つまりヒトや動物の体内や環境中にいるような微生物なのです。

もう一つ、よく言われるのが「平素無害菌」です。これは「悪玉菌」「善玉菌」「日和見菌」と分けたときの「日和見菌」に相当し、その名のとおりふだんはまったく我を出さないけれど、宿主の側でなにかが変わってくると、急に悪さをし始めるという特徴を持った菌のことです。

宿主がほかの原因で免疫力を落とすと、とたんに感染症が起こりやすくなったりします。免疫という一つの防波堤が崩れると、常在菌もどんどん悪化してしまい、「病原性」というお面をかぶって暴れ回るのです。

現在はメタゲノムの研究のように、遺伝子を全部解析して創薬につなげていく大きな流れができています。しかしそれは生物体そのものを介していないため、先にふれた「アリアケ菌」のように、ただの記号にすぎないという面があります。ゲノム系の学者は化合物について云々しているだけなので、実際に効果があるかないかは合成して、ヒトに投与してみなければわかりません。

一人一人の顔が違うように、個体によって腸内細菌のパターンは当然、違っています。ほかの分野であれば動物を使った実験をするのが普通ですが、腸内細菌となると、ヒトを使わないと意味がありません。動物とヒトとでは腸内細菌のパターンがまったく違うからです。しかし、ヒトを使った実験もいまは大きな限界にぶつかっています。

第3章 「美腸」をつくる

無菌状態は「美腸」にあらず

20世紀初頭には、ヒトの腸内には大腸菌や腸球菌など数種類の細菌しか存在しないと思われていました。しかし現在では、DNA解析という分子生物学的手法により、便に含まれる細菌の種類を細かく識別することができるようになりました。

その結果、ヒトの腸内には1000種類以上、数にすると乾燥大便1グラムあたり約1兆個以上の細菌がいることがわかっています。腸内に存在する細菌の総重量は、一人あたりなんと1〜1・5キログラムにもなり、一つの臓器を形成しているほどの存在です。

腸内細菌と健康は深く結び付いています。大便に含まれる菌や有害物質、細菌毒素などを調べ、腸内細菌の機能を解明することは、私たちの病気予防や老化防止に大いに役立ちます。これを別の言い方で述べるなら、大腸はまさに健康のバロメーターだということです。

美しい肌を「美肌」と呼ぶように、理想的な腸の状態を「美腸」と呼ぶとしたら、それはどのような状態でしょうか。

たとえば、まったく細菌のいない「無菌状態の腸」があったとして、それを「美腸」と呼べるでしょうか。たしかにきれいな状態かもしれませんが、無菌状態では生物は自然界で生きることができません。

実験で作られた無菌マウスは普通のマウスの1・5倍長生きしますが、それは実験室のなかでのことです。外敵にさらされることがない無菌マウスは、免疫機能を得る機会がないため、抵抗力が弱くなってしまいます。自然界に出たら、たちまちにウイルスや細菌に感染して、命の危険にさらされてしまうでしょう。

生まれる前の胎児も、すでに一部の細菌に汚染されています。さらにこの世で生きていくために、赤ちゃんは出産の際に母親の産道や皮膚、周辺の環境などから多種多様な細菌を受け継がなければなりません。こうして多種多様な細菌に〝汚染〟されることで赤ちゃんは抵抗力を持つのです。

生後すぐに赤ちゃんがするウンチ、すなわち「胎便」は緑がかっており、母親から産道経由で受け継いだ大腸菌や悪玉菌に汚染されています。その時点ではまだ、赤ちゃんの腸には善玉菌は存在しませんが、授乳が始まると母乳や粉ミルクに含まれているラクトース（乳糖）によって、それをエサとするビフィズス菌が、赤ちゃんの腸内でも一気に増えていきます。この時期の赤ちゃんは乳だけを摂っていますから、あっという間にその腸内では善玉菌が圧倒的優勢となるのです。

やがて「離乳期」となり、赤ちゃんがさまざまな食べ物を摂るようになると、腸内細菌の種類はどんどん増加します。こうして成人期までに、ヒトは食生活を通じて独自の腸内環境をつくり上げていくのです。

腸内細菌は「バランス」が肝腎

では、真の「美腸」とはどんなものでしょう。それは胎児のようなまったくの無菌状態ではなく、腸内細菌のバランスが理想的に保たれている状態のことです。

大腸内では「発酵」か「腐敗」のどちらかが起きています。どちらになるかを決めるのが、腸内細菌です。これまで私たちが「善玉菌」「悪玉菌」と呼んできた細菌は、腸内でそれらが引き起こすプロセスと深い関係があります。

一言でいえば、腸内で「発酵」を引き起こすのが「善玉菌」で、「腐敗」を引き起こすのが「悪玉菌」といえます。発酵が起きるようにバランスのとれた環境が「美腸」であり、腐敗が起きやすいのが「醜腸」というわけです。

腸内で起きる腐敗現象は、肥満やがん、免疫不全など多くの疾病に関わっており、「醜腸」すなわち悪玉菌が多い腸は病気への第一歩といえます。

ちなみに腸内細菌の種類は１０００以上あり、一人のヒトの腸内に６００兆〜１０００兆個も存在しています。私たちはそれらを、従来は「善玉菌」「悪玉菌」「日和見菌」という３つの種類に分けて考えてきました。

「善玉菌」が行うのは、食べカスや脂粘膜をエサにして酢酸や乳酸などを産生するという、「発酵」のプロセスです。そのため「善玉菌」は腸や体にいい働きをします。代表的な善玉菌としては、ビフィズス菌や酪酸菌があります。

それに対して「悪玉菌」が行うのは、タンパク質などを分解して硫化水素やアンモニアなどの毒素を発生させる、「腐敗」のプロセスです。この菌が大量にあることは、腸や体に悪い作用をおよぼします。「悪玉菌」として代表的なものはウェルシュ菌やディフィシル菌、フラジリス菌などで、病原性を持つものがいくつもあります。

このほか体に有害な例としては、脂肪を摂りすぎると分解するために使われる胆汁酸が多くなり、これの一部が大腸内に流れて、腸内細菌により大腸がん促進物質に変換されてしまうことがあります。

では、理想的な「善玉菌」「悪玉菌」のバランスはどのくらいでしょうか。

腸内細菌のバランスが適切な「美腸」の状態では、いわゆる「善玉菌」が40%、「悪玉菌」が10%、そして「日和見菌」が50%を占めているのが普通です。「日和見菌」は、名前のとおり優勢なほうへなびく菌のことで、そのときの腸内の状況で善玉菌にも悪玉菌にもなる可能性があります。

その大部分が未知なる細菌ですが、この「日和見菌」という考え方を私はのちにあらためました（そのことについては本書の第2章ですでに詳しく述べました）。

食物繊維こそ「美腸」の決め手

腸内環境を整え、いいウンチが快適に出る「美腸」をつくるには、なんといっても食物繊維をたっぷり摂ることが必要です。

「食物繊維」とは、ヒトの消化酵素によっては消化されない難消化性成分の総称です。食物繊維は「不溶性食物繊維」と「水溶性食物繊維」の2種類に分かれており、このうち不溶性食物繊維は、水に溶けない繊維を指します。

これは芋類や豆類、野菜に多く含まれています。また水溶性食物繊維は水に溶ける繊維で、海藻類やキノコ類に多く含まれています。

食物繊維は栄養素ではないため、従来は健康にとくに役に立たない、とされてきました。しかしいまでは「第6の栄養素」と呼ばれるほど、食物繊維が腸にとって重要であることが明らかになっています。

なぜ、食物繊維は重要なのでしょうか。

それは、小腸で吸収されずに大腸まで届くからです。大腸まで届いた食物繊維は、そこで水分をたっぷりと吸収するため、ウンチのかさが増えてスムーズに排泄できるのです。さらに食物繊維は腸内の酪酸菌のエサとなることで酪酸濃度を高めて腸内環境を整える働きもします。

厚生労働省によると、18歳以上の食物繊維の摂取目標量は1日あたり女性18グラム、男性20グラム。伝統的な日本食には野菜や海藻、キノコ、豆といった食物繊維を多く含む食物が用いられていましたが、ライフスタイルの欧米化によりこれらの摂取量は減少し、多くの人が食物繊維を十分に摂れていません。

とりわけ20〜40代の女性の摂取量がきわめて少なくなっていて、便秘に悩む原因の一つと考えられます。食物繊維は大腸内で水分を吸収し、腸を刺激して排便を促す効果があるからです（ただし、水分不足の場合はウンチが硬くなることがあり、便秘のときは食物繊維を摂りすぎないようにする必要があります）。

食事の際には不溶性食物繊維と水溶性食物繊維を2対1の割合で摂るのが理想的です。不溶性の代表的な食材はいんげん豆やひよこ豆、おから、切り干しダイコンなどで、水溶性は海藻やオクラやらっきょうなど。後者はヌルヌルとしているため、ウンチをスムーズに出す働きをします。

参考までに、食物繊維の多い食材の一覧をこのあとに列挙します。ちなみに、本書の冒頭で紹介した長寿地域の人たちは、まさに食物繊維たっぷりの食生活をしています。

【食物繊維が多い食材】
◎不溶性食物繊維が多い食材
豆類：いんげん豆、ひよこ豆、えんどう豆、大豆など
穀類：玄米、ライ麦、大麦、雑穀など
芋類：さつまいも、こんにゃくなど
種実類：栗、アーモンドなど
キノコ類：干ししいたけ、エリンギ、まつたけ
野菜：ゴボウ、たけのこ、とうもろこし、アボカド、モロヘイヤ、ダイコン、かぼちゃ、ブロッコリーなど
その他：切り干しダイコン、高菜漬けなど
◎水溶性食物繊維が多い食材
果物：バナナ、リンゴ、キウイ、みかん、アボカドなど

海藻類‥わかめ、昆布、もずく、ひじき、寒天など
キノコ類‥なめこ、しいたけ、エリンギ、エノキ茸など
芋類‥サツマイモ、さといもなど
野菜‥あしたば、モロヘイヤ、オクラ、ゴボウ、ゆりねなど
その他‥納豆、らっきょう、エシャロット、かんぴょう、抹茶など

腸内細菌が免疫力を高める

年齢や食事によって腸内環境は変化するため、「美腸」を維持するには、ビフィズス菌を増やし、悪玉菌を減らす環境を整える必要があります。

ビフィズス菌はヨーグルトや乳酸菌飲料、食物繊維を摂取することで増やすことができます。とくにビフィズス菌や乳酸菌をそのまま摂取できるヨーグルトは、効率よく腸内環境を改善できます。

食べるときの分量の目安は1日200〜300グラム。ただし空腹時は避け、乳酸菌飲料は、食事中か食後に摂るようにしましょう。

またビフィズス菌はオリゴ糖を摂取することによっても増やすことができます。

オリゴ糖は砂糖などと同じ糖類ですが、人間の消化酵素で分解されにくく、食物繊維に近い働きをします。さらに小腸で吸収されずに大腸まで届き、ビフィズス菌のエサとなってそれらを増やす作用もあります。

オリゴ糖は甘味料として市販されており、砂糖の代わりに使用することもできます。ただし一度に大量に摂ると下痢になることもありますので、様子を見ながら量を調整してください。

ヨーグルトや食物繊維の摂取は、腸内環境の改善や快便、すなわち「美腸」の維持によいだけではありません。どちらも腸内環境にいい影響をおよぼすため、免疫力を高める効果があることが知られています。

というのも、腸には免疫細胞の約7割が集中しているからです。

免疫力を高めるには、脳と腸がリラックスした正常な状態であることが大切とされています。その状態を保つためにも、腸内細菌を「善玉優位」に保つ必要があるのです。

ヨーグルトを食べることで花粉症が治った、という話がよく聞かれますが、おそらくそれは腸内環境の改善によって、免疫力が強化されたことから来ています。

ヨーグルトに含まれているビフィズス菌や乳酸菌には、病原菌の感染防止やビタミンの生成といった働きがあることも研究でわかっています。

さらに女性にとってうれしいのが、ビタミンB群の産生を増やすことです。新陳代謝に深く関わるビタミンB群には、肌や髪、爪などを健康に保ち、ターンオーバーを正常にする働きがあります。しかしビタミンB群は体内に蓄積できないため、毎日摂取する必要があります。ヨーグルトにはもともとビタミンB群が含まれていますが、ビフィズス菌が増えることでその産生も促進されるのです。

さらに難消化性の食物繊維には、腸内のものを体外へ排出する作用があるため、有害とされる重金属や化学物質などをすみやかに体外へ排出します。脂質や炭水化物の吸収を遅らせる働きもあるため、血糖値の上昇が緩やかになり、糖尿病などの生活習慣病の予防に役立ちます。

また腸内の食物繊維はコレステロールとくっつく特性があり、そのまま体外へ排出してくれることも知られており、適切に摂取することでコレステロール値の改善につながります。

食物繊維の多い食事を摂ると消化がゆっくりとなり、腸内滞留時間も長くなるため、お腹のもちがよく、ダイエット効果が高まることも付け加えておきましょう。

「腸年齢」と実年齢のズレ

ヒトは赤ちゃんから成長して大人になり、やがて老いていくにつれ、腸内環境も変わっていきます。その変化をわかりやすく示す指標が「腸年齢」です。

実際の年齢と腸年齢は一致するのが普通ですが、じつは日本人の腸年齢はいま、実年齢に比べてとても高くなっています。まだ若いにもかかわらず、腸内は「老人」という人が多いのです。以前、あるテレビ番組のために私たちが調査をしたところ、実年齢20代の人の腸年齢が平均45・7歳、30代では51・3歳でした。

私はこれまでにたくさんの方の「腸年齢」を調べてきました。そのなかには、実年齢は20歳なのに「腸年齢」が70歳以上に達していた女性もいました。

その方は、いつもお菓子やペットボトル飲料で食事を済ませており、ご飯類をほとんど摂らずにいました。「腸年齢」の測定のために提供してもらった便も、２週間も便秘が続いたあとに、下剤でやっと出したという、筋金入りのウンチでした。

この女性の例からもわかるように、「腸年齢」が実年齢以上に老いる最大の原因は食生活にあります。

食べ物は小腸で消化・吸収され、大腸へと送られますが、その間に消化しきれない食べカスなどを腸内細菌がエサにするので、食べ物は腸内細菌のバランスに大きな影響を与えているのです。胃で分解された食べ物は、小腸でほぼ消化・吸収され、さらにその残りが大腸へ行き、大便となります。

大腸の腸内細菌のバランスが崩れると、さまざまな病気を引き起こすことが知られています。日本人の食生活はこの50年ですっかり欧米化し、肉類の消費量は10倍以上に増えました。またファストフードやスナック菓子などの摂取も日常的になっています。高脂質・高タンパク質の食生活が普及したことが、日本人の腸を急速に老化させる原因となっています。

こうした食生活の変化により、この50年間で大腸がんによる死亡率も年々増加し、男性が約7倍、女性は約6倍増えました。大腸がんのほかにも、潰瘍性大腸炎、過敏性腸症候群など、さまざまな大腸の病気が増えています。

農林水産省の調査では、1960年における日本人の食肉消費量は年間で3キロ程度でしたが、35年後の1995年には15倍以上に増加していたそうです。穀物、野菜、魚を中心とする日本の伝統的な食事から、肉食中心の食事に変化したことは、日本人の腸内環境にも大きな影響を与えずにはいません。

腸内の悪玉菌の大好物は、タンパク質や脂肪を多く含む食品です。これらが腸内細菌によって利用され、アミン類や脂肪を分解するために必要な胆汁酸を分解し、発がんを促進する物質に変えてしまいます。

最近の若い人々の大好物であるハンバーガーなどのファストフードは、悪玉菌が好む典型的な食事といえるでしょう。他方、長寿菌の好物は食物繊維を豊富に含む野菜、海藻、穀類などです。

食物繊維は腸にとって非常に重要なもので、不足すると腸内に便が長時間とどまり、悪玉菌の増殖を招くことになります。

中高年男性のウンチが臭いわけ

「腸年齢」が高齢化しているのは、若い女性ばかりではありません。中高年男性の場合もまったく同様です。毎日コンピュータの前に座っての仕事で運動不足となり、ストレスがたまればタバコを吸ってしまう。食事といえば、高カロリーのスタミナ食ばかり。しかも食事の時間は短く済ませ、食べる時間は一定していない……。そんな生活に心あたりがあれば要注意です。

ある製薬会社の調査によると、家族のなかでもっともトイレのあとのにおいが臭いのは、「中高年の男性」である、との結果が出ています。またそうした中高年世代の80％の男性が、家族から「トイレのあとが臭い」と言われたことがある、とも答えています。

私自身の食生活も、20年前までは肉食を中心としていました。野菜の多い食事に変えるまでは、家族から「トイレのあとが臭い」と言われ、私が便をしたすぐあとには誰も入ろうとしませんでした。とくにお酒の入った食事のあとは、食べた肉料理にニンニクでも入っていようものなら、自分でも我慢しきれないほど臭かったのです。

ウンチの臭さのもとは、腸内のクロストリジウムやウェルシュ菌など、「悪玉菌」と呼ばれている細菌です。こうした細菌は、腸内に滞留する食物などに作用してアンモニアやインドール、スカトールといった有害物質を発生させ、これがウンチの臭いの原因になるのです。

おならの臭さも同様で、腸内で悪玉菌が優勢になり、有害物質を作り出しているからです。

おならとは、腸内細菌が食物を分解する際に発生するガスが外部に出たもので、その成分の90％は窒素や水素ガス、メタンガス、二酸化炭素など、無臭性のものです。ところが残り10％がウンチと同じ臭気ガスのため、ひどく臭うことがあるのです。

年齢を重ねることで、当然ながら腸も老化します。老化すると腸の動きが鈍くなるのは、腹圧や腹筋が弱くなるからです。それが腸管運動にも大きな影響を与え、悪玉菌の増加とビフィズス菌の減少をもたらし、結果として「臭い」のもととなる腐敗物質の腸内の産生が増えてしまうのです。年をとると、若いときに比べてウンチの臭いがきつくなったり、出る量が少なくなったりするのはそのせいです。

ところが、このような加齢による腸の老化だけでなく、若い男性においても腸の老化が深刻化しています。

私は自分自身の体を実験台にして、そのことを証明したことがあります。30代の頃、1日あたり1・5キロの牛肉を、40日の間食べ続ける実験をしたのです。肉を食べ続けるうちに、私の体には明らかな変化が現れました。まず体臭がどんどんきつくなり、皮膚も脂ぎってきました。そして便にも顕著な変化が認められたのです。

それまでは黄褐色だった私の便は次第に褐色から黒ずむようになり、肉を食べ続けた40日目では、タールのような黒褐色になっていたのです。その臭いはきつく、腐ったような強烈な臭いでした。そのときの私の「腸年齢」は、おそらく70代に達していたに違いありません。

私の肉食実験は、やや極端な例だったかもしれません。しかし、野菜をほとんど食べずにインスタント食品やお菓子などばかりを摂り、栄養がきわめて偏った状態の食生活を続けている人はたくさんおられるでしょう。

また、ストレスを感じている男性は下痢の回数が多いとされます。いわゆる過敏性腸症候群です。毎日感じる厳しいストレスにより大腸粘膜がヘトヘトに疲れ、傷つき、下痢が止まらなくなることで起きる症状で、体全体のリズムが崩れるとともに、水分吸収がうまくいかなくなるのです。

こういった現代人の生活状況を一言でいえば、「女はたまる。男はくだる」とでもいえるでしょう。これは生活習慣病そのものですから、いますぐ改善しなければとんでもないことになってしまいます。

こうした偏った食生活が引き起こす腸の老化にストップをかけ、「腸年齢」を実年齢にふさわしいところまで若返らせるためにも、バランスのよい食生活を送るように心がけることが必要です。

自分の「腸年齢」の調べ方

食生活の乱れや運動不足によって腸内環境が悪化すると、腸の老化も早まります。腸の老化は大腸がんや大腸ポリープ、過敏性腸症候群といった、大腸に由来するより深刻な病気を引き起こす危険もあります。大腸がんは実年齢とは関係なく、むしろ腸年齢によって発症の危険性が決まります。年をとった人がかかる病気だろうと思って腸内環境に無関心なまま、腸年齢を上昇させるのは危険です。

自分の腸年齢は、生活習慣や食事、トイレのなかで観察できたことについて、簡単な質問に答えることでわかります（以下の項目のうち、当てはまるものの数を数えてみてください）。

◎生活習慣に関する質問
□トイレの時間が決まっておらず、不規則
□顔色が悪く、老けて見られる
□肌が荒れたり吹き出物がよくできたりする
□体を動かす習慣がなく、運動不足
□おならが臭いと言われる
□タバコをよく吸う
□寝つきが悪く、寝不足気味
□ストレスをいつも感じる

◎食事に関する質問
□朝食は摂らないことが多い
□朝は時間がなく、いつもあわただしい
□食事の時間が不規則
□週に4回以上、外食をする
□野菜はあまり食べず、不足気味
□肉が大好きで、よく食べる
□牛乳や乳製品はあまり摂らない
□アルコールを毎日多く飲む

◎トイレに関する質問
□いきまないとウンチが出ないことが多い
□排便後もウンチが残っている感じがする

□ウンチが硬くて出にくい
□コロコロとしたウンチが出る
□ときどきウンチがゆるくなる
□ウンチの色が黒っぽい
□出たウンチが便器の底に沈むことが多い
□ウンチが臭いとよく言われる

以上の24項目のうち、チェックしたものが3個以下であれば、あなたの「腸年齢」は実年齢どおり、もしくは実年齢より若く、腸内環境は理想的といえます。

チェックが4〜9個ついた方は、実年齢プラス10歳が「腸年齢」です。やや腸が老けている傾向にあるので、食習慣をはじめとする生活習慣を改善する必要があります。

チェックが10〜14個の方は要注意です。あなたの腸は老化が進んでおり、腸内環境に黄色信号が灯っています。

「腸年齢」は実年齢プラス20歳なので、いますぐチェックした項目を改善しなければなりません。もしチェックが15個以上もついた方がいれば、あなたの「腸年齢」は実年齢プラス30歳で、腸内環境は高齢者と同じ状態にあります。いますぐ食事や生活習慣を改善しないと、がんになる危険があります。

「腸年齢」は年齢とともに上がっていくのが自然ですが、食事や生活習慣からも大きな影響を受けます。「腸年齢」が実年齢に比べて高い人は食生活に問題があることが多く、ファストフードやスナック菓子ばかりを食べている人や、動物性脂肪の多い食事を好む傾向にある人は、実年齢の2倍も3倍も腸が老けていることがあります。

便秘は腸の老化のあらわれ

女性に多い悩みの一つに便秘があります。便秘気味の女性は大腸の病気に要注意です。便秘により腸内に有害物質がたまりがちとなり、腸壁を通してその有害物質が吸収されてしまうからです。

便秘とは排便が3日以上ない状態のことをいい、腸内環境のバランスが悪化することで起こります。ある調査によると、便秘で悩んでいる女性は48％、2人に1人の割合だそうです。

そもそも便秘とはなにかを理解するためには、食べ物が大便になるまでの流れを知る必要があります。口から食べたものは胃で約4時間かけて消化されたのち、小腸へと送られます。

小腸では消化酵素により食べ物が分解され、体のなかに吸収されます。さらに小腸には免疫を活性化させる機能があり、異物に真っ先に反応する役割を持っています。小腸で消化・吸収されなかった食べカスは大腸へ送り込まれ、水分の20％が吸収されたのちに肛門から大便として排泄されます。ここまでにかかる時間は、約16時間から24時間です。

このとき大腸では、細菌による分解作業が行われています。ここで重要なのは、腸内環境によって「発酵」するか、「腐敗」するかが決まることです。

発酵とは味噌やチーズのように人間にとって有益なものを生み出す過程のことで、腐敗とは有害なものを生み出す過程のことです。有害な腐敗物質が腸壁を通して体のなかに吸収されると、さまざまな病気の原因となります。

ちなみに、一人の日本人が80年の人生で出す大便の量は平均で8・8トン。1日にすると約200～250グラムです。20センチメートルのバナナ状が2、3本分ぐらいが理想的な量だと覚えておきましょう。このくらいの便が、とくに力むことなくストンと出れば健康の証で、色も黄褐色または黄色であれば正常です。

腸内環境が整っていて「発酵」がきちんとできていれば、便も臭くなりません。逆に便秘とは腸内で「腐敗」が進行している状態ですから、たまに出る大便は色が黒ずんでいますし、臭いもきつくなるのです。

腸内環境がよくなれば便秘は改善されるはずです。便秘の原因としてはほかにも、不規則な生活、ウンチを我慢すること、ストレス、ダイエットなどがあり、こうした要因で水分が必要以上に吸収され、硬いウンチになってしまうのです。

この状態が長く続くと、腸内で腐敗が始まり、有害物質が発生します。この有害物質が腸壁から吸収され、さまざまな身体症状になって出てきます。肌が荒れる、体重が増える、冷える、顔色が悪い、クマができる、老けて見えるなど、女性にとってうれしくないことばかりです。

ひどくなると、自律神経を乱し、頭痛や吐き気などが起こることもあり、さらには大腸がんなどの重大な病気になる可能性もあります。

便秘の原因と解消法

便秘にはさまざまな種類があります。朝なかなか起きられず、仕事や学校に行く前にトイレに行く時間がなくなってしまい、平日は出さずに週末に下剤を飲んで1週間まとめ出しをするという「週末トイレ症候群」や、ストレスのため便秘になり、1日に浣腸を5〜6回使わないと出ないほどになってしまう「ストレス性便秘」などです。

さらにダイエットのしすぎによる便秘や、ウンチのもとにならないパンやお菓子しか食べないために、そもそも出すものがなくて起こる便秘もあります。

子供たちの間でも、4〜5日に1度、ウンチをちびちび漏らしてしまう「遺糞症」といわれる便秘が多くなってきています。こうした便秘は腸の老化を端的にあらわす症状です。

便秘になると、吹き出物が出やすく、顔色も黒ずんでつやがなくなります。便が滞ると、大腸内の悪玉菌が有害物質を産生し、その有害物質が大腸壁から吸収されて全身の血中をめぐることで、皮膚に常在する菌の活性を高めてしまうのです。

さらに大腸内にガスがたまり、有害物質ができて体に悪い影響を与え、便秘がますます酷くなる……という悪循環に陥ります。

とくに女性の場合、中高生の頃から朝食を抜いたうえにミニスカートで体を冷やしていると、便意を催さなくなっても不思議ではありません。

「恥ずかしくて学校ではトイレに行けない」「行くとバカにされる」といった社会的な側面も、若い女性たちに排便を我慢させる一因となっています。さらに若い人ほど運動不足のため腹筋・背筋が弱く、便を排出する力がないのが現状です。いくら食事をしても、出すための筋力を持たないとウンチは出ません。

下剤はかえって便秘を悪化させる

運動不足や老化により腸管のぜん動運動が弱くなり、ウンチを押し出すことができない人向けには、腸管に刺激を与える薬があります。

ただしこれらの薬は神経系統にも働くため、飲み続けると麻痺して効かなくなり、さらに強い薬を飲まなくてはなりません。これを繰り返すと、結果的に腸管の運動を低下させてしまうことになります。

そもそも便秘薬とは、大腸の水分の吸収を阻害し、便の水分含量を十分に維持させて便を出させる薬です。つまり下痢状態を人工的に作ることで、腸管運動を活発化させるのです。

こうした便秘薬には即効性がありますが、食生活で自分の便秘を解消ないし軽減させる努力をしないと、便秘を促進する結果となってしまいます。

そこで私は、どんなに下剤を使っても、2週間に1度しかウンチが出なかった女性たちに、毎日ヨーグルトを300グラム以上食べてもらったことがあります。そうしたところ、ほとんどの女性が1週間程度のうちに、ウンチが出るようになったのです。

便通が改善しただけでなく、腸内細菌の構成も大幅に変化し、悪玉菌のクロストリジウムなどが減って、ビフィズス菌が増えたことが確認されました。

排便を促す腸のぜん動運動は、1日に1〜2回程度しか起こりません。せっかく便意が起こっても、そのときに排便しなければ、直腸は次第に便意を伝えなくなり、どんなに便が大腸内にたまっていても、「便意がない」状態になってしまいます。

また、スムーズな排便には十分な水分も必要です。水分が80％であれば力まずに健康なウンチが出ますが、水分が60％以下だとコロコロウンチとなります。通常なら1日か2日で大腸を通過するウンチが、何日も大腸内にとどまっているうちに、どんどん水分が吸収されて硬くなってしまうのです。

ヨーグルトを大量に食べることで、これらを防止することができます。ビフィズス菌や乳酸菌が作り出す酢酸や乳酸が腸を刺激し、ぜん動運動を活発にするために便通がよくなるからです。

便秘は若い世代ばかりではなく、高齢者にとっても深刻な問題です。とくに寝たきりや認知症の高齢者は、加齢による内臓器官の衰えで便秘が習慣化しがちです。

一度便秘になると食欲不振になり、出るものがなくなり、さらに便秘が酷くなる、という悪循環に陥ってしまいます。ヨーグルトや乳酸菌飲料、食物繊維が豊富な食べ物の積極的な摂取は、高齢者にも必要です。

埼玉県のある老人ホームでは、それまで使用していた下剤と併用し、1日に250グラムのヨーグルトを20日続けて飲んでもらったところ、10人中6人は下剤の使用による下痢状態が緩和されて排便の回数が減り、さらにそのうち2人は半減という結果が出ました。また普通の硬さまではいかないものの、下剤の使用による下痢状態は全員が緩和されたそうです。

高齢者、とくに寝たきりや認知症の方の便秘はつらく、どうしても下剤に頼りがちですが、乳酸菌やビフィズス菌を利用すれば、本人も介護者もより快適に毎日を送れるものと思います。

「三つの力」で健康増進

ここまでの話をまとめると、腸内環境をよくするために「三つの力」が必要であることがわかります。

まず第一の力は、よい大便を「つくる力」です。これは言ってみれば、自分と食べ物との知恵比べといえるでしょう。食べ物の本質から成分までをいかに熟知して、健康によいものを食するか、という力です。

ヒトが体に取り込む食べ物には、さまざまな潜在力があります。健康や長寿を求めるならば、食の持つきわめて重要な働きを無視することはできません。世の中の流行りすたりで食べ物を選ぶのではなく、格好をつけて食べるのでもない、生きて命をつなぐための食でありたいと私は考えています。

第二の力は、腸内に善玉菌を「育てる力」です。結局のところ、ヒトの大便は水が80％で、残り20％が固形成分です。そのうち3分の1が腸内細菌ですから、大便の6～7％は腸内細菌の塊といえます。そして、この塊がわれわれの人生にとって決定的なものなのです。

人にとっては食べカスといっていいこの固形成分も、腸内細菌にとっては最高のご馳走です。食べカスは腸内細菌を育てる大地といってもいいでしょう。戦後の日本では、食生活の欧米化にともない、悪玉菌にとって、とてつもないご馳走が供給されるようになりました。ビフィズス菌や酪酸菌を「育てる」ことが、快便と健康につながります。

第三の力は「出す力」です。どんな生物も、自分が食べた残りカスは体からすぐに排出するのが当たり前なのですが、どういうわけか人間だけが腸内にためこんでしまい、きちんと出すことができないのです。

ほかの動物の場合、大便を体内にためこむと体臭がきつくなり、周囲に存在を知られやすくなります。それは自らの生命を危険にさらすことにつながるため、ためこむということがありません。敵から逃げるには、臭いも含めて「自分を消す」ことがいちばん大事だからです。

便を「出す力」の欠如は便秘をもたらし、それはほかの大きな病気のもとにもなりかねません。

長寿のための三か条

私が本書を執筆するきっかけとなったのは、「健康長寿者の腸には、ある種の腸内細菌が非常に多い」という、近年の研究で最大の発見でした。第1章でご紹介したとおり、これは日本国内でほかと比べて健康長寿者が飛び抜けて多い地域を訪れ、そこに暮らす人たちに大便を提供してもらい調べた結果、ようやくわかったことです。

私が訪ねた〝長寿の村〟や〝長寿の島〟は、山梨県・棡原（現・上野原市）、群馬県・南牧村、鹿児島県の奄美大島や徳之島、沖縄県・南大東島、大分県・姫島村、島根県・知夫里島（隠岐諸島）などですが、そこには90歳や100歳を超えても病気や寝たきりにならず、元気いっぱいに暮らしている方がたくさんいらっしゃいました。

繰り返しになりますが、これらの地域の人々に共通していることとして、次の三つが挙げられます。

・野菜をたくさん食べている
肉や魚をあまり食べず、野菜（根菜類、豆類、キノコ類など）をたくさん食べている。また、海藻類もたくさん食べている地域が多い。

・体をよく動かしている
山間部にあって毎日坂道の上り下りを繰り返し、野菜作りで全身を使うなど毎日、体を動かす生活をしている。とくに足腰が鍛えられている。

・お互いに助け合っている

住民同士、とくに高齢者同士の交流がさかんでお互いに助け合っている。

なぜこのような習慣が腸内環境によいのでしょう。

一つ目の「根菜類、豆類、キノコ類など食物繊維が豊富な野菜と海藻をたくさん食べている」は、食物繊維が良好な腸内環境づくりの鍵となることを示しています。

二つ目の「体をよく動かしている」こと、とくに足腰が鍛えられていることも、大腸の健康にとって重要な意味を持っています。高齢になると便を押し出す力が弱くなり便通が悪くなる人が多いのですが、下半身の筋肉が鍛えられていると便通もスムーズで、腸内環境を良好に保てるのです。

三つ目の「お互いに助け合っている」ことも重要です。これらの健康長寿地域では、お年寄りが明るく暮らしており、加齢にともなう脆弱さがありません。健康長寿地域に住んでいる元気なお年寄りの大便サンプルを調べると、私が「長寿菌」と名付けた腸内細菌の割合が40～60％以上を占めています。

ヒトの腸内細菌は、腸の粘膜層をびっしりと埋めつくすようにして住み着いており、その様子が顕微鏡で覗くとお花畑（フローラ）のように見えることから、「腸内フローラ」という美しい名がつけられています。腸内細菌のバランスが改善されて素晴らしい腸内フローラにすることができれば、さまざまな病気を排除するだけでなく健康増進につながることもわかってきました。

ただし、この腸内フローラは、年齢とともに変化していきます。離乳食を摂り始める前、母乳やミルクを飲んでいる頃の赤ちゃんの腸内細菌は、ビフィズス菌が60～90％を占めていますが、離乳食を摂り始めると成人と同様の腸内フローラへと変化します。

20代でビフィズス菌が22～25％、悪玉菌のクロストリジウムが10～12％ほどになり、さらに50代の頃に大きな変化が訪れます。この年齢になるとビフィズス菌の割合が5～8％に激減する一方、悪玉菌のクロストリジウムはほとんど減らないため、放っておけば悪玉菌のほうが優位になってしまうのです。

中高年以後の方が体内の「長寿菌」を増やすには、〝長寿の村〟や〝長寿の島〟の人たちの食事や生活習慣を見習うことがなによりも肝腎です。

第4章

腸内細菌研究の最前線

腸内細菌と大腸がん

私はもともと、腸内細菌を取り扱うために培養という方法を駆使して仕事をしてきました。自分で言うのもおかしいですが、培養に関する、得られた成果での論文を日本でいちばん多く発表しえたのは、たぶん私だと思います。ところがそんな私が、1995年頃、突然、「培養法は限界！」と言い出したのですから、周りの研究者はみな驚きました。

腸内細菌の研究がこの時期に、それまでの培養法から一気に細菌の遺伝子を用いた解析に移行し始めたのです。なぜなら、既存菌種やあらたに命名提案された新種の分類にあたってすでに登録されたデータの存在が、複雑な微生物群集を解明することのできる手段になりうると判断されていたからです。

第2章で細菌の分類についてふれたところで詳しく述べたとおり、研究者によって新規に発見された細菌のDNA配列は、すべてデータベースに登録されてこそ、その意味を持ち、多くの研究者が共有しうるものとなります。新属・新種を命名提案するだけでなく、遺伝子を使った仕事の場合、使用された微生物の遺伝子配列を登録することが義務付けられています。

１９９０年代の後半になると、そのデータが今度は微生物群集の解明に用いられるようになりました。さらに21世紀になると微生物研究のすべてがＤＮＡレベルでの遺伝子解析のほうに大きくシフトし始めたのです。

そこで私は、これまで蓄積したデータを基にして、腸内細菌の遺伝子解析法に関する論文や健常な若い人と健常な高齢者、野菜しか食べていないベジタリアンの腸内細菌解析結果を次々と、論文として発表してきました。当時の遺伝子解析は、いまと比べればよちよち歩きの段階で、現在のような大量サンプルを扱うことはできませんでしたが、少しずつ遺伝子解析の手法を導入し、論文にしていったのです。

私の研究のいちばん大きな目的は、大腸の病気、とりわけ大腸がんの成因に関与することです。このテーマをやっている人は、じつはほかにあまりいないのです。

１９７０年代に私がこの研究を始めた頃は、腸内細菌のような微生物をやっている研究者が、がんに関する学会で発表をしても、「辨野さん、がんと腸内細菌は関係ないですよ」と言われるのが普通でした。この方面をいくらやっても、がんに関してはなにひとつ答えが出てこない、というのが一般的な認識だったのです。

1980年代にオーストラリアの消化器内科医、バリー・マーシャルらがピロリ菌を使って胃がんの発生のメカニズムを発見したことが、転機になりました。マーシャルらが「胃がんとは、ピロリ菌の慢性感染症である」と言い始めたために、胃がんの研究者がどんどん撤退し始めたのです。

こうしたブレイクスルーのおかげで、大腸がん研究の場にも腸内細菌が重要であることが認識され始めたのですが、いかんせん、大腸がんに関しては、ピロリ菌のような発見はなされていません。なぜなら腸は胃に比べて、あまりにも複雑すぎるのです。

胃内に住む微生物の数と腸内に住む微生物の数は比較になりません。両者はまったく違う世界なのです。マーシャルらはピロリ菌の発見でノーベル医学・生理学賞を受賞しましたが、もし大腸がんに関係する菌を見出すことができれば、それ以上の大発見ということになります。

そうこうしているうちに、アメリカでは微生物研究のトレンドが大きく変わり、19

60年から始まった大腸がんの研究ブームは国家予算によるファンドの対象からも外されてしまったことで終わってしまいました。

しかしながら、20年以上にわたって実施されてきた「腸内細菌と大腸がん」および「口腔内細菌と歯周病疾患」との研究成果を通じて、数多くの新規の腸内細菌や口腔内細菌が発見され、嫌気性菌の分類と生態の研究に多大なる研究成果をもたらしたことは事実です。

腸内細菌で「肥満」はコントロールできる

腸内常在菌が持つ多様性の解析が進展したことは、宿主のなかで腸内細菌が果たす役割、とくに生体防御機能の解明にも大いに貢献をしています。生体の防御機能のなかでも現代における大きな課題といえる「肥満」について、腸内細菌という視点からとらえてみましょう。

近年、生活習慣病のなかでもとりわけ深刻な症状として、「メタボリックシンドローム（内臓脂肪症候群）」の存在が知られるようになりました。「メタボリックシンドローーム」とは、お腹のまわりに脂肪が蓄積した内臓脂肪型肥満が起きる症候群のことで、これに高血圧や、脂質異常、高血糖のうちどれか一つを併発している場合、「メタボ」であるとの診断が下されます。

メタボリックシンドロームを引き起こす主な要因としては、食生活の乱れ、運動不足、喫煙、飲酒、ストレスなどが挙げられます。そして近年、この分野でも腸内細菌との関係が注目されてきたのです。

もともとメタボリックシンドロームと腸内細菌との関係は、動物レベルでは20世紀半ばにはすでに明らかになっていました。ニワトリやネズミにある種類の抗生物質を与えると、肥満が促進されるという事実が知られていたのです。というのも、短期間で家畜を肥育促進するために、飼料添加物としてある種の抗生物質が利用されてきたからです。

腸内細菌がもたらす肥育のメカニズムそのものはまだ解明されていませんが、栄養素の奪取を促進する腸内常在菌が減少することにより、栄養素の体内吸収すなわち肥育が促進されると考えられています。

同時に、この抗生物質によって乳酸菌の活動が抑えられるため、腸内細菌がサポートするはずだった免疫システムの働きも鈍り、そこで消費されるはずだったカロリーが肥満化のほうに向かうのではないか、とも考えられています。

２００６年、腸内細菌が肥満に影響しているとする研究論文が権威ある科学誌『ネイチャー』に掲載されました。この論文は肥満のマウスと通常マウスを対象に、腸内細菌を「バクテロイデーテス類」と「ファーミキューテス類」に分けて分析した結果を記したもので、肥満のマウスにはファーミキューテス類が多く、バクテロイデーテス類が少ないことが判明したのです。

さらに驚くべきことに、ヒトの場合もマウスと同様、肥満の人ほどファーミキューテス類が多く、バクテロイデーテス類が少なかったとの結果が出ました。この研究グループは、ファーミキューテス類のなかに、消化されにくい多糖類までも分解してカロリーにする細菌があることを指摘していました。つまり、同じエサを食べたとしても、ファーミキューテス類が多いマウスの個体は高カロリー状態になり、肥満するというのです。

一方のバクテロイデーテス類は、脂肪細胞への脂肪の取り込みを防ぐ短鎖脂肪酸（酢酸など）を作り出しており、筋肉で脂肪を燃焼させることで肥満を防いでいる、とその論文では推察されていました。

ここからヒトの実験に移り、肥満の親を持つ双子のうち、1人が肥満、もう1人が痩せ型という対象を集めたところ、肥満体質が親から子に受け継がれたとき、そこに腸内常在菌は関係しているのかを調べた結果は、驚くべきものでした。双子のうち、肥満の子の腸内細菌の構成は母親のそれと似ており、痩せた子は母とは違う腸内細菌の構成であるという結果が出たのです。

これまでは、食生活の偏りや太りやすい遺伝体質のせいだとされてきた肥満の常識に、これは大きな一石を投じる研究となったのです（ただし、それらと傾向が一致しない結果も報告されています）。

多くの腸内細菌が短鎖脂肪酸を産生しますが、そのうちとくにビフィズス菌が多くつくる酢酸や乳酸、さらに酪酸産生菌による酪酸などには、肥満の予防効果が期待されているのです。

肥満も微生物が原因？

いま注目を集めているのは肥満と腸内細菌の関係です。全米科学財団（National Science Foundation：NSF）が、肥満との関係に莫大な研究費を供出してきました。

アメリカが肥満の問題に大きな予算を投入するのには理由があります。アメリカの健康白書は、これまでほとんど白人のデータだけを発表してきました。劣悪な状態に置かれている人が多い黒人女性のデータまで含めると、健康白書の内容が滅茶苦茶なものになってしまうからです。

しかし最近では、かつての公民権運動の精神が復活したように、黒人の健康に対する権利が主張され始めたのです。オバマ大統領の登場も大きな追い風になったかもしれません。そうした社会的な情勢が、黒人に対しても医療の光を当てることを要請するようになり、肥満というテーマへの大きなシフトが始まりました。

肥満と腸内細菌の関係に関する研究成果が出始めるのは2005～06年あたりからです。私でさえ、当初は「肥満と腸内細菌になにか関係があるのだろうか」と、その論文を精査しながら疑問に思っていたほどです。しかし2006年頃に出た論文を読むうち、腸内細菌はこれほどまでにすごいのかと、認識をあらためることになりました。

腸内細菌と肥満の関係については、2005年の『プロナス（米国科学アカデミー紀要）』という権威ある雑誌に、無菌動物と通常動物を飼って同じ食事を与えるという実験の結果が載ったことが注目されます。結果は、無菌動物は肥満しないけれど、通常動物は肥満する、というものでした。つまり腸内細菌のなかに、肥満を促進する菌がいるだろうという結論だったのです。これはとてもセンセーショナルな記事で、翌年にはヒトを使った試験が行われました。このあたりは日本人の考える肥満とは、ちょっと感覚が違うかもしれません。でも、もし「痩せる菌」が現実に見つかったら、たいへんなことになります。

注目される日本人の腸内細菌

日本人の腸内細菌は国際的にも注目されています。その理由は、日本人がいまなお長寿ナンバーワンだからです。女性の平均寿命は過去30年間ずっと1位、男性も5位以内に入っています。そこで世界中の研究者が、日本人の健康長寿と腸内細菌の構成の秘訣を解き明かそうとしています。

それにもかかわらず、自分たちの長寿の秘訣を知るための大便サンプルを採取する方法や腸内細菌の遺伝子抽出法、それらを使って無菌動物をはじめとするモデル動物を開発する方法など、課題は山積み状態です。とりわけ、なかなか集落を形成しない難培養の腸内細菌に関しては、十分なアプローチがされていません。

ある特定の菌を持っている人あるいは集団の大便を集めて解析したところ、とてもいい物質があることがわかったとすれば、それはただちに特許につながります。そして、いま私が言ったことに当てはまるのが、日本と香港なのです。現実的にこのことがネックとなり、いまは学会発表をするだけでも慎重にならざるをえない状況です。

香港は男性の平均寿命が世界で第1位になり、女性も世界第1位です。香港といえば中華料理で、日本人の場合は和食。こうした食事の環境における違いがありながら、なぜ香港の人は日本人と同様に長寿なのでしょうか。和食は素材も味付けもバラエティに富んでいますが、中華料理はどれもだいたい同じような味付けです。グルメ大国・香港ですが、意外にも、食事は豪華でおいしければいい、というわけではなく、食事で病気を予防するという医食同源意識が強いとされます。また、香港政府は2000年から健康促進プロジェクトを推進し、高齢者が運動できる公共施設や体育館を増設し、禁煙運動を行ってきたのです。じつは、香港は1997年の中国返還の頃は、平均寿命がいまほど高かったわけではなく、男性76歳、女性81歳と、現在より5歳以上も低かったのです。そのため、政府が同プロジェクトに乗り出し、高齢者支援を積極的に行ってきたという経緯があります。

また、医療システムの充実によるものなのかもしれません。

私たちも腸内細菌解析においてメタゲノムによる解析など、できることはすべてやっているのですが、既存の菌種に対して研究をするのがせいいっぱいで、未知の菌種・菌属に対するアプローチはまったくできていないのが現実です。

腸内細菌を系統的に調べる仕組み

腸内細菌の解析は、いまでは培養を介することなく、DNA塩基配列を使って解析します。

もっとも、作業そのものはいまだにピペットを使って手で実施しますので、やはり、時間と手間がかかります。そこで2017年度に私たちは、大便から腸内細菌由来のDNAを全自動で抽出する装置を開発しました。

本装置の開発には相当の費用がかかりましたが、この装置を使えば、10時間以内に96サンプルから腸内細菌由来のDNA抽出が可能となったのです。おそらく2、3日かければ、3倍量の300サンプル近くの腸内細菌から同時にDNAが抽出できます。

これにより、短時間に大量のサンプルが解析可能となり、より迅速に腸内細菌データを収集することが可能となったわけです。

さらに腸内細菌を系統的に調べるうえでの基礎作りとして、特定の腸内細菌を検索する「腸内細菌解析キット」の考案も重なりました。こうした自動化装置や解析ソフトの創成により、日本人の腸内細菌だけでなく、海外の人々の腸内細菌解析を進めようと私たちは目論んでいます。

腸内細菌は世界一律ではありません。人種や性別、生活習慣といった属性も含めて、これらの国でもデータベースを構築し、腸内細菌を使った新しい健康管理法をグローバルな視点で見ていこうとしています。

これまで私たちは、健常成人2万人以上から大便の提供を受け、その腸内細菌解析を行い、さらに１４３項目の個人属性（性別、年齢、体重など）と生活習慣についてのアンケート調査も実施してきました。その結果、日本人の腸内細菌の構成パターンが８グループに分けられることを突きとめました。その８パターンの各群に特異的に出てくる腸内細菌を選択し、キット化を促進しているところです。

未知なる腸内細菌70％を含む腸内細菌の全体像を把握する試みは、予想したとおり困難な壁に突き当たりました。そこで私たちは、酪酸産生菌であるフィーカリバクテリウム（大便桿菌）やコプロコッカス（大便球菌）といった特定の腸内細菌だけを押さえていくアプローチに転換したのです。

私たちはヒトの健康促進に重要な働きをする48〜96種類の腸内細菌を搭載したキットの創成をめざしていますが、それができるのも、特定の腸内細菌解析を実施した健常成人約2万人分もの腸内データベースを有しているからです。優れた腸内環境構築においてどの腸内細菌が重要であり、どれは重要ではないのかというデータベースを有しているところは、私たちのほかにはありません。

「大便移植」というブレイクスルー

現在、医療現場では、大便移植（Fecal Microbiota Transplantation：ＦＭＴ）に大きな期待が寄せられています。大便移植とは大便をそのまま、あるいは希釈したものを、細い管のような医療器具で口から、あるいは肛門から入れ、小腸に注入するという手法です。

「大便移植」という言葉を聞くと、ぎょっとする人もいるかもしれません。しかし動物を見れば、糞を食べるという行為はしばしばみられます。

たとえば実験動物のマウスやラットは、自分自身の糞を食べる〝食糞〟という行動をします。したがってマウスやラットの小腸から胃にかけては腸内細菌が多く住み着いています。自分の糞を食べることで未消化な栄養成分や生きた腸内細菌を取り入れているのです。

もしもマウスの胃が無菌状態であればピロリ菌が定着するはずですが、通常マウスの胃にピロリ菌を感染させようとしても感染が起こりません。食糞をするために胃や小腸に乳酸菌を蓄えており、それによってピロリ菌の感染が抑制されるのです。

このマウスの実験を通じて得られたのは、乳酸菌にピロリ菌を排除する機能があること、たとえ定着しても活性化させない機能を持っていることです。この発想から、ある乳業メーカーはピロリ菌を抑制する乳酸菌を使った乳酸菌飲料を市場に提供しています。食糞という動物の行動が、商品開発のヒントになったのです。

海外では、「クロストリジウム・ディフィシル大腸炎（偽膜性大腸炎）」という感染症が大便移植によって抑制されたという報告があります。『ランセット』という医学雑誌に、抗生物質では抑制させられなかった症状に対し、大便を与えたところ効果があったという論文が出たのです。

しかし、潰瘍性大腸炎をはじめとするほかの大腸疾患に関しては、いまのところ大便移植による著しい効果は認められていません。またアメリカでは、肥満体質だった娘の大便を母親に投与したら、娘と同じように母親まで肥ってしまったというデータも出ていますが、これは大便の投与だけが原因ではなく、ライフスタイル全体の影響があるかもしれません。

そもそも移植するときの大便は具体的にどんなものがよいのかということさえ、まだ誰もよくわかっていないのです。実際に、潰瘍性大腸炎患者に大便移植を施しても、顕著な効果はありませんでした。本当に〝効果のある大便〟は存在しているかもしれませんが、それにはまだ、まったくトライできていないのが実情です。

大便移植を試みている医療施設のなかには、現実的に効果がある大便が出てきたところもあるようです。ただし、それはAさんに与えると効果があるが、Bさんに与えても効果が出てこないという程度にとどまっています。大便移植の場合、それに含まれる腸内細菌の長期保存が困難です。凍結してもバランスが崩れてしまうのです。

そうした意味で大便移植にはまだ、持続的な効果は期待できそうにありません。しかし、この大便移植は間違いなく腸内細菌研究に大きなブレイクスルーをもたらすものであり、これからの臨床研究においてその進展が期待されているのです。

健康なときの自分の菌を保存する「大便バンク」

こういうと驚かれる方も多いかもしれませんが、私の大腸には、私がまだ20代だった頃の腸内細菌が、そのまま受け継がれています。その頃に腸内を調べて見つかった菌と、いまの私の腸内にいる主要な菌は、ほとんど変わっていないのです。

なかでも特徴ある形態をしている巨大な腸内細菌であるメガモナス（Megamonas）という菌――正式にはメガモナス・ハイパーメガス（Megamonas hypermegas）――が明らかに多いという特異性があります。もともとニワトリの腸管から分離された菌で、この菌を持っている人は本当に少ないのです。これまでに400人ほどの腸内細菌を調べてみたことがありますが、私以外の誰も持っていませんでした。そういえば20代の頃、私のボスだった光岡先生も「お前はうらやましいぐらい、菌のバラエティを持っている」とよく言っておられました。

これらの腸内細菌を粉末にして保存しておいたものを飲めば、若い頃と同じように腸を活性化させることができるかもしれません。このアイデアから、私は腸内細菌を保存し、必要に応じて引き出せるような「大便バンク」の仕組みを作りたいと考えるようになりました。

保存しておいた大便から長寿菌を取り出し、必要なときに本人に還元する。あるいは、ご自分が高齢ならば、お孫さんの大便を登録してもらう。お孫さんのウンチには、あなたに合った長寿菌が受け継がれているかもしれない。それらを保存しておき、必要なときに取り出すのです。

Aさん、Bさん、Cさんという3人がいた場合、それぞれの腸内細菌のパターンは当然、まったく違うはずです。逆にいえば、それぞれの腸内細菌のパターンを調べることができれば、各人にどのような大便を移植すればいいのかがわかるはずです。

日本人の腸内細菌は、先に述べたとおり大きく8つのパターンに分かれます。たとえばAさんの場合、8つのうちでグループ1とグループ2のカプセルを加えればいいとします。Bさんの場合はグループ1とグループ3、Cさんの場合はグループ4とグループ6のものを一緒に加えればいいとする。こうしたかたちで、その人の腸内細菌を調べることによって、どのグループの菌を与えればいいかがわかれば、「大便バンク」はビジネスとしても展開できそうです。

実際、アメリカではすでにそうした考えのもと、「大便バンク」のようなものがビジネスとして成り立っています。ただし腸内細菌の保存をするにあたっては、同じ菌数を保つのが難しいため、優れた保存技術の確立が望まれているようです。

まだ多くの困難を抱えていますが、私たちもこの「大便バンク」をビジネスとして展開する準備をしています。一般的な菌の分譲はほかでもなされていますが、有用な腸内細菌を個々人に提供する事業を展開しているところはありません。私たちは、酪酸産生菌とビフィズス菌をベースにこの事業展開を期待しているところです。

2万人の腸内細菌データベースを作る

大いに可能性のある「大便移植」にしても「大便バンク」にしても、その実現までにはまだ大きな課題が残っています。ある大便がかりにAさんの病気の治療に効果があったとしても、効果があったこの大便の菌数を維持することができないのです。また、菌数は時がたつと必ず変化します。Aさんにある大便を与えて効果があったとしても、同じ大便を他人に与えても、かならずしも効果があるとは限らない。その菌数や構成——学術的には「菌叢（フローラ）」といいます——をどうやって維持していくのか、研究をさらに進めていく必要があります。

そもそも「健康な人の大便」とはなにか、という大問題があります。私でさえ何が「健康な人の大便」なのかはわかりません。ある人にとっては、こういう菌とこういう菌が必要だ、ということはわかりますが、その人にとって意味があっても、ほかの人には全然意味がないかもしれません。先ほど述べたとおり、あらかじめ多くの菌を含んだカプセルを作っておいて、Aさんにはこの10種類の菌を入れたものを飲ませる、といったアプローチのほうが現実的です。

ビフィズス菌を取り出して保存し、必要なときにまた提供するというサービスを行った会社が我が国でもかつてありましたが、あまり普及しませんでした。

こうした「ビフィズスバンク」という発想のルーツは古く、本間道、田村善蔵、中谷林太郎、光岡知足という4人の先達により、いまから50年前の1970年代に「将来はビフィズス菌を提供するバンクを作るべき」との提案がなされています。やがてそれが現在の財団法人日本ビフィズス菌センターとして結実し、日本の腸内細菌の基盤が作られたのです。

私はそういうなかでずっと薫陶を受けてきましたので、先達の思いを胸に「ビフィズスバンク」をはじめとする腸内細菌のバンクを必ずや作りたい、との強い思いがあります。

あらゆる病気の原因が腸内細菌にあることはわかってはいるものの、どの菌がよくて、どの菌が悪いのかがわからないため、いまは菌を集団的にとらえてカプセル化するしかありません。ですが、これからは有用な微生物だけが入っているカプセルを作ろうとしています。

そのなかでよいニュースといえば、慶應義塾大学の本田賢也先生たちがヘルパーT細胞を活性化する「Tレグ活性」を有する腸内細菌を突きとめたことです。これを論文にしたところ、アメリカのメーカーが買い取り、高額のパテント料が支払われたようです。

ヘルパーT細胞とは、免疫を担当するリンパ球の一種である「T細胞」のうち、おなじくリンパ球であるB細胞の抗体産生細胞への分化を助ける役割を持つものです。こういったかたちで有用微生物の集約をしていけば、将来は1種類や2種類ではなく、数十種類の有用な菌株が入ったカプセルが出てくるでしょう。

こうしたなか、私たちも、全国から大便の提供を受けて腸内細菌のデータベースを作ろうとしています。これが完成すれば、日本人の腸内環境のおおよその傾向をつかむことができるでしょう（こんな大量のデータは世界のどこにもありません。いまは2万人から大便の提供を受けております）。

腸内細菌のデータベースはこれまでにも作られてきましたが、扱っているサンプル数はほんの一握り程度でしかなく、腸内細菌の構成パターンしかわかりませんでした。

ヒトの腸内環境には、そのヒトの生活習慣やさまざまな属性が大きな影響を与えており、病気とも深く関係しています。腸内細菌の構成パターンだけでなく、そのデータを見ればその人の生活すべてが見えてくる、というところまで持っていかなければ、データベースとしての意味はありません。基礎研究も大事ですが、私は応用研究としての腸内細菌研究とはなにかを求めてきました。

そしていまようやく、腸内細菌の構成パターンを分析した結果を、ヒトの健康管理に使えるようなシステムが確立されようとしているのです。だからこそ、数万人規模の腸内細菌のデータベースが必要なのです。データ解析の手法はかなり効率よくできるところまで進んでいます。近い将来に、かなり有効な方法を提供できるでしょう。

残念ながら、理研ではそれを使ったビジネスをすることができませんので、すでに理研からスピンアウトした、「サイキンソー」という理化学研究所発ベンチャー企業が始動しています。こうした環境づくりをすることで、より多くの方が安値で、自分の腸内細菌のパターンを簡便に知ることができるようにしたいと思っています。

腸脳相関

いま腸内細菌の研究でいちばん注目を集めているのが「腸脳相関」でしょう。

文字どおり腸の状態と脳の機能との相関関係を研究するもので、2010年頃から自閉症をはじめとする脳疾患と腸内細菌の関係についての論文が出てくるようになりました。

腸内細菌の話に持ち込まないと、あらゆる疾患の研究予算がつかないという現状のもと、2010年頃からは、自閉症、認知症、アルツハイマー病、パーキンソン病といった、脳にまつわる疾患と腸内細菌との関係を研究する論文が激増しました。

たしかに腸内細菌はこれらの疾患と関係の深いドーパミンやセロトニンの有効性を担

っています。セロトニンは腸内で作られますし、ドーパミンの産生や抑制にも腸内細菌の介在が重要だということがわかっています。

私たちの研究チームは、2013年に通常動物と無菌動物、つまり体内微生物を持っている動物と持っていない動物の脳を取り出し、その代謝物を比べたことを報告しました。

メタボローム解析という新しい手法を用いて検索してみると、両方合わせて196の成分が見つかったなかで、無菌動物と通常動物とでは、158もの成分が共通していました。つまり体内に微生物がいるかどうかで産生が違ってくるのは、残りの38成分だということがわかったのです。

たとえばドーパミンのような神経伝達物質の量は、通常動物よりも無菌動物のほうが多いのですが、これはドーパミンの産生を、通常動物は抑えているということを意味します。ところがドーパミンの前駆体物質であるフェニルアラニンやチロシンは、無菌動物より通常動物のほうが多いことがわかりました。

前駆体物質とは、ある化学物質が生成する前段階にできる物質のことです。たとえばフェニルアラニンは脳内の神経伝達物質を作るために欠かせないアミノ酸で、脳内においてドーパミンなどの神経伝達物質に変換されます。

これらの前駆体物質を作りながらも、ドーパミンの産生をうまくコントロールしているのは腸内細菌であることがわかってきました。さらに統合失調症を抑制するセリンの産生が腸内細菌に促進されることもわかりました。

そのほか、腸脳相関で大きな関心を集めているのは、自閉症と腸内細菌の関係です。たとえば赤ちゃんの脳機能や行動に関係するNアセチルノイラミン酸（ミルクオリゴ糖の最大成分として知られている）という物質があります。この物質は無菌動物よりも通常動物のほうが多いことが知られています。つまり、腸内細菌によって、その産生が促進されているわけです。赤ちゃんの生育や脳の発達も腸内細菌が左右しているのです。

「プロバイオティクス」から「サイコバイオティクス」へ

そもそも、「脳を持たない生物」はいても、「腸を持たない生物」は存在しません。ナマコのような腔腸動物では、腸そのものが脳の機能を果たしています。

生命体の成り立ちを考えると、最初に生まれたのは内胚葉です。内胚葉は吸収する場としての原腸胚段階でできあがっており、そこからさらに脳や骨や血管といった中胚葉、さらに目や神経といった外胚葉が形成されていくわけです。これまでは胎児は無菌状態だと思われていましたが、子宮内の胎児には、母親の腸内細菌の一部が血液を介して入っていることもわかってきました。

私たちも昔、カニクイザルを使って、ある実験をしたことがあります。固形飼料を与えたカニクイザルと、一年間粉ミルクだけを与えたカニクイザルとを比較したところ、顎の発達に大きな違いがありました。粉ミルクだけを与えたカニクイザルは顎の発達が悪かったのです。もちろん腸内はビフィズス菌がとても多いのですが、骨の成育度や全体の発達が非常にアンバランスでした。

人間の場合も、少年院にいる子供の多くに、顎の発達が不足していた例がみられました。母親からよく嚙んで食べるような食事を与えられず、飲み物や軽いものばかりの食生活だったからです。よく嚙まないことは脳機能の発達にも関係があり、キレやすい子供は顎の発達が悪いからだという説もあります。

最近よく耳にする「プロバイオティクス（Probiotics）」とは、共生を意味する「プロバイオシス」という言葉を語源とする概念です。イギリスの微生物学者ロイ・フラーが1989年に提唱した「腸内フローラのバランスを改善することにより人に有益な作用をもたらす生きた微生物」という定義が、現在は広く受け入れられています。

ここから転じて、こうした作用をもたらす微生物を含む食品自体のことも、プロバイオティクスと呼ばれるようになりました。ちなみに、「プロバイオティクス」に対応する言葉は、抗生物質を意味する「アンチバイオティクス」です。

ヤクルトバイオサイエンス研究財団では、プロバイオティクスの医療における効果研究に資金提供をしています。医療機関の研究者もこうした有用微生物を使って治療をコントロールし始めており、救急医療現場での感染症防御にも使われる方向に変わってきています。

この「プロバイオティクス」という言葉に加えて、いまはさらに「サイコバイオティクス（Psychobiotics）」という言葉が生まれています。これは脳の機能を活性化する微生物についての研究を意味する言葉で、2010年あたりからよく言われるようになってきました。

脳を活性化する微生物についても現在は研究がさかんになされており、これまでプロバイオティクスに力を入れてきた製薬会社のほとんども、いまはサイコバイオティクスに力を入れているようです。

日本の腸内細菌研究は15年以上遅れている

こうした世界の趨勢のなかで、日本の腸内細菌学者の関心はいまだにヨーグルトを中心とした健康志向の強い食品ばかりに集まっています。そうなってしまう理由は単純で、ようするに乳業メーカーが研究の主導を握っていたからです。

さらに１９９１年に「トクホ（特定保健用食品）」の制度ができあがったことも大きかったと思います。その後の10年間はトクホのための腸内細菌研究が主導権を握っていたのです。プロバイオティクスも腸内細菌の研究から始まっています。腸内細菌研究は、プロバイオティクスの研究と表裏一体の関係にあるといえるのです。

「トクホ」という制度ができたきっかけも、腸内細菌研究が基盤となっています。最初にトクホとして出たのは食物繊維やオリゴ糖で、そのあとに乳酸菌とビフィズス菌が続きました。これらの腸内細菌への効果について調査し、評価することができたからこそトクホ制度ができあがったのです。

私たち理化学研究所のグループでは、2000年代の初頭にすでに腸内細菌の遺伝子解析に関する論文を出していました。日本で最初にその遺伝子を使って解析をしたのは私たちかもしれません。その後、ゲノムの専門家などが腸内細菌の研究に参入してきました。

「ヒトゲノムの解析も終わったので、今度は腸内細菌ゲノムだ」ということで乗り換えてきた人たちが多いのですが、残念ながらアメリカや中国に比べ15年は遅れています。ようやく国立研究開発法人日本医療研究開発機構（AMED）より腸内細菌研究推進の予算が執行されています。

腸内細菌の研究でアメリカや中国に対してこれだけ遅れてしまった以上、先にも述べたとおり、未分類の腸内細菌研究を推進すべきでしょう。そして、あらためて培養という手法に注目すべきだと私は考えています。培養は日本人が得意な方法なので、これを駆使して新しい能力を持った菌を見つけていく。そうした作業をやっていかない限り、日本の腸内細菌研究にもはや発展はありえません。今後は基礎研究よりもむしろ応用研究として発展していくべきです。長寿の問題は、そのときの最大のテーマになりえます。

日本人の平均寿命はいま、男性が80・98歳、女性が87・14歳です。しかし健康寿命となると男性が72歳、女性が75歳にとどまっています。とくに女性の場合、平均寿命と健康寿命には12歳もの差がある。ようするに、ほとんどが寝たきり状態になってしまうのです。

いま日本の医療費は年間予算で42兆円を超えています。病院で介護を受けている高齢者が増えているからです。いまからさらに5年たち、団塊世代が後期高齢者になれば、おそらく医療費は70兆円を超えるでしょう。こうした医療費を削減するためにも、国民の健康寿命を延ばすことが必要です。

健康寿命を延ばすには、いい腸内環境を持つことがいちばんです。そして、いい腸内環境を作るためには運動と野菜、ヨーグルトをはじめとするプロバイオティクスの食品をうまく利用すること、ようするに発酵食品と野菜をうまく利用した食生活が大事なのです。

こうした意識は、40代後半から50代で持ち始めないと手遅れです。いま、日本人の4人に1人が65歳以上です。あと15～16年たてば、4人に1人が75歳以上になります。そしてあと10年すれば人口の3分の1が65歳以上になるのです。

あなたは病院で死にますか、それともピンピンコロリですか、と訊ねられたら、誰でもピンピンコロリのほうを選ぶに決まっています。苦しんで病院のベッドで死ぬのではなく、健康な状態で死んでいける状況をどう作るのか。今後の日本にとっても、これはいちばん大きな課題であると私は考えています。

自閉症とストレスと腸内環境

20年くらい前、自閉症の息子さんを持つ友人の女性と、自閉症と腸内細菌の関連について話をしたことがありました。そのとき彼女は、「私の息子が自閉症になったのは、私の腸内細菌が悪いからだというのですか」と言って怒り出してしまいました。

当時はまだ、自閉症と腸内細菌の関係はよくわかっていなかったのですが、現在は両者の関係がもう少し明らかになってきています。子供が母親から腸内細菌を受け継ぐ以上、子供に発生する自閉症も、生活環境だけではなく、腸内細菌がその一翼を担っている可能性があることを現実に多くのデータが示しています。

ただし、これは先天的な遺伝のようなものではありません。繰り返しになりますが、腸内の環境は変えていけるし、コントロールできるのです。

腸内環境には、精神的なストレスも大きな影響を与えます。

先日、知人夫妻が私の研究所にお見えになりました。彼らの娘さんが深刻な潰瘍性大腸炎と診断され、次に発作が起きたら大腸を全摘せざるをえないというのです。全摘によって人工肛門になってしまうことを避けたいというのです。

若い人たちがかかる病気の多くは、ストレスを自分でうまくコントロールできないことが原因です。心理的に追い詰められたとき、腸はそのことにいちばん敏感に反応する場なのです。その場ではいろいろな菌製剤をお渡しし、とにかく絶対に全摘はしないほうがいい、人工肛門になっても仕方ないから肛門だけは温存し、いつかまたつなげばいいと申し上げました。

いまは潰瘍性大腸炎にもいい薬が出ています。プレドニンという免疫抑制作用のあるステロイド剤や、ペンタサという腸管粘膜を改善する薬があります。ただ、それらで一時的にしのげたとしても、度を越してしまうと再発し、最後は全摘という外科手術に頼らざるをえなくなるのです。そういう点でも、なるべく早い時期に寛解に持ち込み、その状態を維持していくことが大事です。

最新の報告でも、妊娠されたクローン病患者には薬が投与できないため、かなり菌数の多いビフィズス菌を妊娠期間中ずっと与えた例があるそうです。そのおかげで症状が悪化することなく、安心して彼女は出産できました。

同様に、有用な微生物を利用した菌製剤でさまざまな病気をコントロールすることが可能になるかもしれません。ただし、たまたまその人に効いたからといって、同じものがほかの人にも効くという保証はありません。そこが微生物を利用した治療の最大の問題なのです。

「トクホ（特定保健用食品）」と機能性食品

この章ですでに何度かふれたとおり、「トクホ」という特定保健用食品のマークがあります。いまトクホは約6500億円の市場規模を持っており、そのうちの5000億円をヨーグルトが占めています。

このマークを自社の商品につけるためには、以下の四つの厳しい条件をクリアしなければなりません。

条件の一つ目は、それを摂取すれば腸内のビフィズス菌が有意に増えるかどうか。二つ目は、便性が改善するかどうか。三つ目は、有害物質であるアンモニア、硫化水素、発がん物質が減るかどうか。そして四つ目は、投与した菌が大腸に達するかどうか。

これらをヒト試験を通じて証明することが求められています。

さらに第三者のレフェリーのいる学術雑誌に出した論文を申請書類にさせるなど、相当にハードルは高く設定されています。それまでの機能性表示食品は、評価の仕方があまりにもいい加減だったからです。

じつは、トクホにおける乳酸菌・ビフィズス菌の健康表示に関する選定基準は飯野久和氏（昭和女子大学教授）と私が中心となって決めたものです。あまりにも厳しい条件に対して、企業側からずいぶん文句も言われましたが、絶対にこの基準でやるべきだと思い、最後まで主張を貫きました。

いまトクホのマークがついている食品には、以上の条件をベースに、きわめて厳しい評価を経て認可がなされています。トクホの適用を受けるには、サプリメントであっても成分を明らかにしなければならず、どのように効いているのかも学術論文として出さなければなりません。

トクホ適用のハードルの高さを示す一つの例があります。

乳酸菌飲料の最大メーカー、ヤクルトは健康表示として、最初、発がんリスクの低減作用で「トクホ」の申請を出しました。しかし国はそれを認めませんでした。そこで今度は免疫賦活作用で出したのですが、やはりこれも認められませんでした。次に免疫の維持作用で申請を出しても、やはり認められなかったのです。そのあともヤクルトはしぶしぶありきたりの「整腸作用」という健康表示でトクホとして提出したのです。

しかし、トクホ制度が始まった当時は厚生労働省の薬務局が管轄していたので、製薬会社からのクレームがとても強かったことも、ヤクルトの申請がなかなか認められなかった原因かもしれません。食品メーカーが食品素材を使って、製薬会社のような機能性食品を提供されては困ると思ったのでしょうか。その後、管轄が食品安全部に変わり、トクホの申請に関する風向きは少し変わりました。

トクホという制度は日本にしかありませんが、世界からも注目があつまっています。ヨーロッパでもトクホを真似しようという試みがあったのですが、各国の状況があまりにも違っており、EUとして統一した見解が出せず実現できませんでした。

トクホの食品が持つ健康効果に対して、疑問を投げかける批判もあります。そのなかでいちばんよくある批判は、ほとんどの乳酸菌やビフィズス菌は、胃酸や十二指腸の酸によって死んでしまうではないか、というものです。

この批判はたしかに、正しい部分を含んでいます。

しかし、トクホのマークがついたヨーグルトや乳酸菌飲料に使われている乳酸菌やビフィズス菌の菌株には、胃酸では死なないくらい強い菌が選ばれています。すべてではありませんが、10～20％の乳酸菌が大腸に達することは、それだけでも重要なことです。

たとえ胃や十二指腸で乳酸菌やビフィズス菌が死んだとしても、上から来た病原菌も同時にそこでストップされるのです。

しかしながら、ヨーグルトや乳酸菌飲料に使われている乳酸菌やビフィズス菌は胃酸にも強く、酸に強い菌が株レベルで選ばれていますから、空腹時にヨーグルトを食べても乳酸菌・ビフィズス菌の死滅は考えにくいのです。

そもそも病原菌は、ある程度の菌数がないと症状は出ません。サルモネラ感染症の場合でさえ、低い菌数では症状が出ないのです。ほとんどの鶏肉や鶏卵は、腸炎を起こすカンピロバクターやサルモネラに汚染されています。しかし、それらの菌数が低いために、通常は食べても症状は出てきませんが、菌数が高い状態であれば感染症は起こりやすくなるのです。

「機能性表示食品」にはご用心

ところで、トクホのマークをつけて売られているのは明治ホールディングスだと「明治ブルガリアヨーグルト」の大きい容器だけ、森永乳業も「ＢＢ５３６」の大きな容器にしかトクホのマークはついていません。

その理由は、同じ食品を売っていても、パッケージの形態が変わるごとに、一つ一つトクホの申請をしなければならないからです。そのためどの食品メーカーでも、中身は同じでも一つのサイズの商品にしかマークをつけないのです。

ともあれトクホという制度ができあがった背景に、腸内細菌の研究があったことは事実です。そして当時、我が国の腸内細菌研究の中心はこの理化学研究所でした。私の師でもある光岡先生がいらっしゃったからこそ、理研で腸内細菌研究が花開いたといっても過言ではありません。

腸の環境を整えることへの関心が高まり、腸内細菌が持つ整腸機能がわかってくるなかで、たとえばカルピスのような企業では、血圧やコレステロールが高めの方に向けて、豆類を中心とした機能性食品を出すようになりました。

世間でよく知られるようになったのが、大豆などに含まれるフラボノイドの一種、イソフラボンによる代謝産物です。イソフラボンは女性ホルモンであるエストロゲンに構造が類似しており、腸内細菌を経由してエクオールという成分に代謝されることで、女性ホルモンと同様の働きをします。こうした例が出てくることで、食事と腸内細菌、疾患の発症や予防との結びつきに社会の関心が深まってきました。

この流れの先に生まれたのが、食品の持つ機能面に注目した「機能性表示食品（ファンクショナル・フード）」という発想です。機能性表示食品についての研究は海外でもありますが、ほとんどが免疫に関するものです。たしかに機能性表示食品にはアトピー抑制のような免疫機能もあります。しかし大腸がんの予防や、インフルエンザ感染の予防、口腔内細菌のコントロール、ピロリ菌の抑制といったことに関する研究は、ほとんど日本が発信しています。そして、その主体になっているのはすべて、乳業メーカーの研究者です。

トクホは国という「おかみ」が健康機能表示を認めるという制度ですが、機能性表示食品は、申請者が自分で勝手に認めればいいという制度であり、いわば民間に「丸投げ」した制度といえます。国は一切関係していないという点では、かつての「健康食品」の時代に逆戻りしたようなものであり、それらが謳う効果にはほとんど信頼性がないように私には思えます。

高濃度カカオチョコレート・ブームの背景

明治の研究グループから、カカオを食べたら腸内細菌がどうなるか、ということについて講演してほしいと頼まれたことがあります。

カカオはようするに食物繊維の塊です。しかし、私はカカオのデータをなにひとつ持っていません。そこで、講演を引き受ける代わりに、カカオのデータを示してほしいとお願いしました。

実際にカカオ摂取による腸内細菌の変動に関するデータを持ってきていただいたのですが、そのデータが具体的に何を意味するのか、彼らにはまったくわからなかったようです。しかし私には、なんだ、酪酸産生菌のフィーカリバクテリウムやロゼブリアという菌が増えているじゃないか、とひと目でわかりました。

「それはどういう意味ですか」と尋ねられたので、食物繊維を摂るとこういう菌が増える、なぜかというと食物繊維を分解する菌がいて、その分解された産物を酪酸産生菌が利用して、腸内で大きく増加する、と説明しました。

実際、カカオを食べるとこれらがものすごく増えていたのです。それで彼らは、「そうか、食物繊維ですね」と初めて納得したのでした。

次世代シークエンサーで腸内細菌を解析したところ、高濃度カカオチョコレートを摂取したあとにフィーカリバクテリウムが有意に増えていました。この腸内細菌は食物繊維を利用して酪酸を産生し、腸内の免疫能を高めるうえでも、とても重要な腸内細菌なのだと伝えると、彼らは喜んでそれをプレスリリースに書きました。

いまでは明治だけでなく多くのチョコレートメーカーから、カカオ繊維の濃度が高い商品が販売されていますが、そうした流れが起きたのはこのときからです。カカオには食物繊維が多く含まれており、たくさん食べると酪酸産生菌の代表であるフィーカリバクテリウムが活性化します。

繰り返しになりますが、ヒトの腸内環境にとって大事なことは、重要度でいうと腸腰筋を鍛える運動が50％、そして40％が食物繊維、つまり野菜です。そして残りの10％がヨーグルト・乳酸菌飲料です。これらを摂取するだけで健康になると思ったら大間違いであり、食物繊維がなければいい排便はできませんし、フィーカリバクテリウムのような腸内細菌による酪酸産生作用も起きません。

新しい世代の研究者を育てる

私が理研で定年を迎えた2009年には、いろいろなところから再就職のオファーがありました。しかし私は、その全部をお断りしました。今後は若い人たちを育成したいというのが私の希望だったからです。

企業からの研究資金で辨野特別研究室を立ち上げ、理研に残ることを決め、はじめは4年で辞めるつもりでしたが、もう一期やれと言われていまが3年目、定年の年から数えるともう7年目です。2年前さらに5年間の研究予算がついたので、研究生活を継続させていただいています。

幸い、私たちが展開している簡便腸内細菌解析キットの推進によって、腸内細菌研究と健康意識の向上に拍車がかかっているように思えます。それらを展開していく道筋を明らかにしたのちに、次の世代にバトンタッチしたいと考えています。

いま私たちの研究グループには、数多くの民間企業から研究者が参画しています。企業にとってこれは死活問題ですから、悠長にやっている場合ではありません。出身学部でいうと医学部や農学部や理学部などバラバラで、一人一人がいろいろなかたちで研究をしています。

そのなかには、私がかつて教えた企業からの派遣研究員や学生だけでも数多くおり、優れた研究成果を公表している研究者も多いのです。それぞれの企業内で素晴らしいポジションを得て、優れた研究成果を出されている方もおられます。

しかし、企業内研究だけでは、結局こじんまりしたものしかやらなくなってしまいます。国の大きなファンドを取ってきて研究ができるような環境を作っていかないと、若い研究者が伸びていかないのです。私はこうした枠を超えて、若い研究者にもっと大きな仕事をさせられる環境を作らないといけないと思っています。

このグループで私たちが２００９年から始めた研究は、未知なる腸内細菌を分離・培養する方法の確立でした。新しい培養技術へのチャレンジをしたところ、〝メンブランフィルター法〟という手法を確立しました。この成果は現在、理研の特許になっています。

腸内環境は、Aという菌が生育すると、この菌が出す物質によってBが生育する、というかたちで変化していく。Bという菌が生育すると、Cの菌の生育が促進される。Cが生育すると、こんどはDという菌の生育が抑制される。そういうふうに、菌と菌との間には拮抗や共存の関係があります。

そこで実際にある培地に菌を入れ、その上にメンブランフィルターを載せ、そのメンブランフィルターに希釈大便を接種して培養をしてみたときに出現する菌は何なのかを調べてみました。出現する菌のなかにも、もとの菌に近いところに生える菌と、遠くに生える菌がいるはずです。そうやっていけば、拮抗関係と共存関係が可視化されるのではないかという仮説のもとに実験をしてみたところ、10種類以上の新しい菌が発見できました。

これがメンブランフィルター法です。

この実験は「嫌気チャンバー」という装置のなかで、酸素がまったくない条件のもとで行います。理研ではこうした装置をいろいろと開発して、新しい菌種、菌属を取り出すより精度の高い仕事をしているのです。

呼気ガスで腸内環境を調べる

さらに、いまは呼気ガスを用いて腸内環境を調べる方法も重要です。腸内細菌が出すガスが血液に吸収され、呼気ガスとして出るのです。とても微量ですが、呼気ガスには臓器から出るものも含まれています。窒素、炭酸、水素、メタン、アンモニア、硫化水素、アセトンといったもろもろのガスが、すべて呼気ガスを構成しています。

「主人が大腸がんであることを飼犬が見つけた」という話があるように、臓器から出るガスには独特の臭気があります。こうしたガスバイオロジーの世界をうまく利用して、腸内をより簡便に調べるシステムをつくろうとしているのです。

レーザーを使った簡便な呼気ガス測定器を用いて測定できないかを検討中です。腸内細菌が出すガスを測定し、それぞれのガス成分と腸内細菌との相関などを全部調べて「検出されるガスによって腸内細菌の構成への影響を調べる」というデータベースを作っておく。そのうえで、がん患者をはじめとするいろいろなレベルの人たちの呼気ガスを調べ、その相関性を見るのです。

呼気ガスを調べる理由は、そのことで腸内細菌のデータ収集がはるかに簡単になるからです。ドラッグストアの窓口などで呼気ガスの検査器を配り、検査したい人に「おばあちゃん、朝起きたらこれに息だけ入れてちょうだい」などと言えばいいのです。測定したデータをオンラインで集計し、検査結果をその場で出すことも技術的にはすぐに可能でしょう。

このデータとその人の生活習慣とを突き合わせることで、「ある生活習慣をしている人たちは、特定の呼気ガスを出し、特定の腸内細菌を持っているはずだ」といえる時代になるはずです。

第5章 大便発酵革命

大便は「個人情報」の塊

こう言うと意外に思う人が多いかもしれませんが、大便は「個人情報」の塊でもあります。私たちが研究対象として大便を用いるとき、一般的に倫理委員会で許可される条件に大便提供者の同意書が必要です。大便は80％が水で、残り20％の固形成分の大半が腸の粘膜ですが、粘膜はＤＮＡという「個人情報」を含んでいますから、慎重に取り扱わざるをえないのです。もっとも、いくら腸内細菌を見ても、個人は特定できません。

大便の検査としていちばん身近なのは、人間ドックなどの際に行う便潜血反応、つまり大腸内の出血の有無をチェックしたあと、潜血がある場合は内視鏡検査が施されます。出血箇所を調べ、大腸がんなどの大腸疾患が見つかったら、そこを手術するわけです。

しかし、大腸がんのスクリーニングにあたっては、食生活までを見ていくような新しい検査方法が求められています。腸内細菌を調べた結果に従って患者に指導を行うのは、本来は医者か管理栄養士の仕事です。栄養管理士は、病気になった人に負荷がかからないよう、ライフスタイルを含めて全体的な観点で栄養指導をしますが、健康な人を相手に「病気にならないための栄養指導」をするのは案外難しいのです。

腸内細菌を見て、「これは足らない」「これは十分」といった判断をその人のライフスタイルに合わせて進められる人材が必要なのですが、いまの管理栄養士ではカバーできない領域です。その人がどのような菌のパターンを持っており、健康維持能力はどの程度強いのか、といったきめ細かな情報をもとに「この人の食事には野菜が足りない」といった判断をしなければなりません。

こうした領域にも対応できるよう、管理栄養士にも取り組んでいただきたいのです。あるいは「便育管理士」のような資格をあらたに作ってもいいかもしれません。

私はいま、人間ドックを受ける人を対象に、受診1週間前に大便を出してもらうようにしています。このとき同時に、「これから1週間、この食べ物を摂ってください」と指示させていただきます。たとえば大豆がたくさん入った栄養補助食品を食べていただいて、1週間後、そのことで腸内細菌の構成や排便状態がどう変わるかを見るわけです。そして、あまり変わらなかったヒトの場合には、内視鏡で腸内をもう少し調べてみましょう、と提案するのです。

何を食べれば便通があるのかは、個人によってまったく違いますから、「これを食べたから出た」「これを食べなかったら出ないのだ」という、食べ物と便通の相関を示す方程式を自分なりに作っていくことが大切です。私の家内は「セロリを入れるとよく出る」といい、スープには必ず入れます。そういう体験を通じて、いろいろと試していくといいと思います。

ラブレター・フロム・カラダ

「ウンチ」という言葉の語源については、いろいろな学説があります。中国仏教では大小便を「吽」、大小便のたまり場を「吽置《うんち》」と呼んでおり、奈良時代に「吽」が日本へ入り上流語として使われていたもののようです。「阿吽の呼吸」という言い方がありますが、これはご存知のとおり、「阿」が入り口で「吽」が出口です。

さらに「運を置く場所」という意味でのウンチという言葉も、ひろく使われていたようです。もちろん、「ウンチ」をなさるのは高貴な方々ばかりで、一般庶民は「ババ、ベベ、クソ」などと呼んでいたようです。面白いことに、ネパール語でも大便を「クソ」というそうです。そうした言葉の流れをうまく取り入れ、古代の日本人は排泄物を認識していたのです。

そのような時代に比べると、現代の日本人は「大便」に対する関心をすっかり失ってしまったかのようです。私も自分が出演したテレビ番組では、「ゴールデンタイムにはあまり、ウンチの話はしてくれるな」と言われ、早朝か深夜の時間帯にしか話題にできませんでした（もっとも、最近「世界一受けたい授業」という番組に出たときは、あの時間帯でも堂々とウンチの話ができましたから、国民の意識も少しずつ変わってきたのかもしれません）。

このように大便は「なんとなく汚いもの」と思われて、多くの人が「自分とは関係ないもの」とみなしています。しかし、大便を通じて自分の健康管理ができるということを知れば、意識も変わります。いい排便のためには毎日何を食べればいいのか。食べ物について知恵をめぐらすことが、いい大便をもたらします。

まずは「今日はとてもよく出た」というときは、前日や2日前に、自分は何を食べたのかを思い出してみるといいでしょう。さらに「これを食べれば、いいウンチが出るはず」という食べ物が思い当たるときは再度試してみてください。

健康診断の結果で生活を管理されるのではなく、ふだん何を食べているのか、どんなウンチが出ているのかという日常的な生活の繰り返しのパターンのなかから、自分なりの健康管理法を見つけることが大切です。「この野菜を摂ると効果が抜群だ」とか「便があまり臭くなかった」という観察や発見の繰り返しが、なにより重要なのです。

そもそも大便は水が80％で、いわゆる「食べカス」は残り20％のさらに3分の1。つまり大便全体の6〜7％にすぎません。残りは腸内細菌や、あるいは腸の粘膜がはがれたもので、大便というものはできあがっています。

私は、ご自分の大便を積極的に観察することをオススメします。ご自分の大便を見れば見るほど、健康度が見えてきます。「便所」とは、自分の体からの「お便り」を受け取る所です。昔のヒット曲に「ラブレター・フロム・カナダ」というフレーズがありましたが、これをもじるならば、大便はまさに「ラブレター・フロム・カラダ」であり、トイレはカラダからの手紙を受け取る場所、つまり「お便りどころ」です。

いまの若い人は便を出すことにも無頓着ですし、出したものは見たくもない。できればすぐ流れていってほしいのでしょう。しかし、そうやって大便との関係を断ち切ってしまうことこそが不健康の源なのです。

長寿のための理想的なウンチ

ところで「理想的なウンチ」とはどのようなものでしょう。

一つには、出る量の問題があります。さらに色や臭い、そして排便時にストンと気持ちよく出るかどうか。よいウンチを出すために、知恵比べをしなければなりません。これだけストレスの強い社会のなかで、自分なりのライフスタイルを作るうえでも、快便はとても重要です。

いまの便器は水が多いので、便が浮いてきます。おかげで昔よりも大便が観察しやすくなりました。しかし、自分の便とはいえ、じっくり観察するのは抵抗があるかもしれません。そんなときは、とくに観察をしなくても、排便時の感覚だけでもわかることがあります。

大便一つあたりの重さはだいたい100グラムで、太めのウンチが2度出たら、だいたい250グラムです。1本だけの長いウンチというものは、なかなか出ません。普通はぶつぶつ切れるものです。

もしあまり切れない長いウンチが出たら、それは腸にストレスがあまりかかっていない証拠です。大便は一日トータルで300グラム出れば健康だと言われています。つまり100グラムのウンチが3本出ればよいわけです。

そもそも、便秘というのは病気なのです。便秘をしている女性のなかには、「便秘は病気じゃない」と思っている無頓着な人がいますが、あくまでも病気だという認識を持たなければなりません。さすがに「便秘イコール大腸がん」などと一足飛びの議論をすることはできません。しかし大腸がきわめて多くの病気の発生源であることはたしかです。

逆にいえば、これは大腸の出す膨大な情報が、健康管理にたいへん役立つツールだということです。まずはそういう認識を持っていただきたいのです。

大便の臭いを日常的にかぐ習慣をつけ、もし異常を感じたら「ああ、これはちょっと危険だな」とわかるようになることが大切です。いい大便は、基本的に臭いがあまりきつくありません。ビフィズス菌が多い場合も、酸臭が強くなる程度です。それ以外の強く、きつい臭いは悪玉菌が多い証拠です。

高齢者になると「老人性賽便《さいべん》」といって、どうしても便が細くなり、便秘気味になります。また便の臭いも、とても臭くなります。老化により腸内細菌も変わりますし、食べ物が変わるため、腸内細菌の構成や、出す大便にも大きな影響があります。

とはいえ、ほかの人と比較をするわけではないので、自分のウンチがいいのか悪いのかは、自分でよくわからないことが多いのです。「毎日、出てます」といっても、ほんの少ししか出ていないかもしれません。量がほんの少しであれば、それは「隠れ便秘」といって、やはり便秘の一種なのです（そう言っても、ピンと来ない方が多いのですが）。

私の研究所に来た女子高校生に、「毎日、便は出ますか」と尋ねたところ、「え、毎日出るものなのですか？」とびっくりされたことがあります。その子の場合、排便は4日に1度というではありませんか。さらに「友達とそういう話はしないの？」と聞くと、したことがないといいます。「家族とは？」と聞いても、家族の誰ともそんなに込み入った話はしたことがないという。どうやらそれが排便事情をめぐる日本の現実なのです。

ちなみに、私たちの手元にあるデータベースで50人近い便秘症の人の腸内細菌を調べてみたところ、菌数は低いけれども、たとえ便秘だとしても、なんと酪酸産生菌（大便菌）をお持ちだとわかりました。食物繊維を多く摂って、その大便菌の機能をあげることが便秘解消の近道であり、健康増進に効果的であることがわかりました。

トイレは「恥ずかしい場所」ではない

日本ではトイレを「雪隠《せっちん》」と称するように、伝統的に「恥ずかしい場所」として位置づけてきました。

対照的なのが中国で、1980年初頭にはまだ、上海の経済特区にあった便所でさえ、他人が排便をしているところが丸見えでした。かつては便所の下でブタを飼い、大便をエサとして食べさせていたとも聞かされました。大便を食べているブタがいちばんおいしいのだそうです。さすがに北京オリンピックの前後を境に、中国でもこうした風習はなくなりましたが、東南アジアの多くの国ではまだ、ほとんどのトイレの使用後、水を汲んで流すだけです。

こうしてみると、日本のトイレは本当によくできています。とくにウォシュレット（お尻の洗浄装置付きのトイレ）は海外にはありません。欧米ではせいぜいビデを代わりに使うぐらいです。ところが、皮肉なことに洋式トイレやウォシュレット付きのトイレに慣れてしまったせいで、日本の子供たちはウンチとの距離ができてしまいました。

お子さんがまだ小さいうちは、「ママ、きょう大きいウンチだった」「どれどれ、見せてごらん」というやりとりがあったりします。でも保育園や幼稚園に入る頃になると、朝のトイレがしつけとして強制されるようになり、子供のほうも嘘をついて、出ていないのに「出たよ」と言って学校に行ってしまいます。

いま、そういう子たちのトイレの時間が不定期であることが問題になっています。私たちが500人の子供にアンケート調査をしたところ、朝ご飯を食べている子供より、早起きの子供たちのほうが、ウンチをしている率が高かったのです。

滋賀県のある小学校が、トイレをいっせいに和式から蓋付きの洋式トイレにしたところ、流さない子がいるというのです。理由を聞いてみると、勝手に流れるものだと思っていたというのです。その小学校の先生は、トイレが使われるたびに全部をチェックせざるをえなくなりました。これを聞いた都内のある校長先生が、「だったら蓋を取ればいい。蓋がなければ、上から見ただけで便が残っているかチェックできる」と言ったそうです。

なるほどこれは名案（迷案？）ですが、現実的には便器から蓋を取ってしまうと、ノロウイルスの感染をはじめいろんな問題が出てきますから、やはり便器の蓋は閉めないわけにはいきません。ここは全校生徒がなんと１２００人もいるマンモス校で、先生方は本当に大変そうでした。

そもそもこの学校がトイレを洋式にしたのは、児童に大小の区別をさせないためだったそうです。学校のトイレは、冷たくて真っ暗で汚い場所だという意識が強く、また男子の場合、学校にいるときにトイレに行くといじめの対象になりやすいからです。いまも全国で2、３割の学校しかトイレが洋式になっておらず、あとは全部和式です。

和式トイレの場合、誤ってウンチが便器のフチについてしまうと誰も掃除しようとしませんが、洋式トイレに変わった小学校の子供たちの間では、「トイレを掃除すると美人になれる」という歌が流行っており、大便を見つけるとよろこんで流してくれるそうです。もっとも、そのときにあちこちに触るため、かえって感染源になってしまう危険性があるのが残念です。

大規模災害とトイレ

地震のような大きな災害があったときに、いちばん影響を受けるのはトイレです。このことは何度でも強調したい点です。被災者の生活はただでさえ大変ですが、食べるものがないことよりも困るのが、出るものが出なくなることです。災害時におけるストレスで便秘になったり、尿路感染も起こしやすくなります。

2011年の東日本大震災の直後、私は気仙沼でボランティアとして、共同トイレの掃除をさせていただきました。

当時、被災地に簡易トイレを置けばいいと考え、東北地方全体で7000個が設置されたようですが、そもそも工事現場用のトイレなので夜は寒いし、しかも男女の区別がなかったからです。震災時は学校のトイレも大変でした。トイレそのものは無事でも、水が使えないのですぐに詰まってしまうのです。ある学校では仕方なく、拭いた紙は別の容器に入れ、大便だけはプールの水で流す、ということをしていました。

1995年の阪神・淡路大震災のときはもっと酷かったようで、トイレは完全に詰まって汚くなり、誰も使えないような状況だったそうです。そのときの経験を生かして、東日本大震災のときは、地域ごとのトイレ問題はずいぶん改善されている様子でした。

このようにトイレは社会と深い関係を持っています。そこで私はNPO法人日本トイレ研究所という非営利団体の活動にも参加しています。このNPO法人は、学校のトイレの改善や震災時におけるトイレのあり方に関する啓蒙活動を精力的に実施しています。こうした活動が人々の生活の質の向上や災害時の対応に大きな機能を発揮するものと私は期待しています。

近年はトイレもどんどん多機能になりました。排便時に自分の健康状態を測ってくれるトイレがあったら便利だと思う人もいるかもしれません。しかし、実際にあるメーカーが糖尿病をチェックできる機能を水洗トイレに追加したところ、失敗に終わったと聞かされました。自分の尿に糖尿病の傾向が出ているかどうかなど、誰もわざわざ調べようとしなかったのです。

トイレメーカーが「病気を探すためのツール」としてトイレをとらえているのは間違いです。「あなたは病気かもしれません」ということを示すのではなく、たんに「あなたは健康です」ということを示すだけでいいのです。その際に健康のバロメーターとなるのが大便なのです。あるいはトイレが、「今日はいいウンチで万歳。これで頑張れるね」などと音声で語りかけるだけでも、トイレを使う人に活力が出てきます。

ちなみに日本トイレ研究所の調査によると、日本でいちばんきれいなのはJR大宮駅構内にあるデパートの女子トイレだそうです。女性にとってトイレは化粧をしたり、会話をしたりする場でもあるので、化粧コーナーなど入りやすい環境を作っています。

いま、トイレに関する情報は溢れているようですが、まだ十分ではありません。過敏性腸症候群の人も増えているので、トイレの情報に対する社会的なニーズはますます高くなっています。

健康意識を「大便」コンシャスで変える

「治療より予防」とよく言われるとおり、これからの時代は病気になってからあわてて病院に駆け込むのではなく、一人一人がふだんから高い健康意識を持つことが大事になっていきます。では、現実的にどう変えていけばいいのでしょうか。

以前、20代のある女性に大便を提供してもらい、腸内細菌解析の結果を示したことがあります。ところが解析の結果、彼女は60代のおじさんたちのグループに入れられてしまったのです。

「なぜ私はこのグループに入れられたのですか」とクレームをつけられたとき、私はハッキリとその方に言いました。「それはあなたの生活習慣が悪いからです。もしも不満であれば、食生活を改善しなさい。そして半年後にもう一度、大便を送ってください。そのときはまた調べてあげるから」。彼女は私が言ったとおりに生活習慣の改善を実行したので、半年後の測定では腸内細菌がすっかり変わっていました。

そうはいっても健康意識を変えるのは、簡単なことではありません。野菜をたくさん食べなさい、ヨーグルトを毎日これだけ食べなさい、と助言するのは簡単ですが、たったこれだけのことを実行できない人が多いのです。しかも、「こうすればいい」という助言の内容は一人一人違います。それぞれ顔が違うように、人はそれぞれ腸内細菌のパターンも違います。栄養指導や生活指導も当然、「カスタムメイド」でなくてはなりません。大変ですが、これからはそれをやっていかなければならない時代なのです。

確実に増加する75歳以上の後期高齢者にしても、画一的に対処するのではなく、それぞれがどのレベルの腸内細菌を持っているのかを調べて、その人に合ったアプローチをしていかなければなりません。

そのための三本柱が、「運動」と「野菜」、そしてヨーグルトやオリゴ糖を摂取する「プロバイオティクス・プレバイオティクス」です。なかでも重要なのは運動で、50%はこの有無で決まります。野菜をたくさん食べることが約40%、残りがプロバイオティクス・プレバイオティクスという比率だと考えれば、おおよその目安になるでしょう。

これまではプロバイオティクスの部分があまりにも重視され、ヨーグルトや乳酸菌飲料を摂りさえすればよいように言われていましたが、やはりバランスのよい生活習慣が重要です。

かつての私は、自分と相性のいいヨーグルトを求めて右往左往していました。A社がだめならB社、B社がだめだったらC社と食べ比べ、他人にもそのようにしなさいと言っていました。しかし最近は、ヨーグルトばかりではなく、野菜を合わせてたくさん摂ることが大事だと助言するようにしています。乳酸菌・ビフィズス菌だけでなく、大便菌と合わせた「長寿菌」全体の量を増やすことが必要だからです。

ごく当たり前のことですが、昔から言われてきたとおり、食物繊維が豊富なキノコ類、豆類、海藻、そして、根菜類をたくさん摂ることがとても大切です。大便菌を増やすためにどんな食事内容にすればいいのかといえば、先に紹介した各地の「長寿の村」や「ピンピンコロリの島」と同様、食物繊維の多い野菜あるいは海藻ということに尽きます。

50代で生活習慣を大きく変える

自分の腸内を20代の頃からずっと調べ続けてきたおかげで、私は現在に至るまでの自分の腸内環境がどのように変遷してきたのかが、手に取るようにわかります。全世界に

76億もの人間がいるなかで、自身の腸内細菌構成をしっかり把握しているのは私しかいません。メートル原器のように私の腸管を基準にして考えれば、あらゆるヒトの腸内細菌のことがわかるのではないか、とさえ思っています。

ところで、50代になったときを境に私の腸内細菌は大きく変わりました。それまでの生活習慣があまりにも悪かったためか、ウェルシュ菌とも呼ばれる悪玉菌の代表が増えてきたのです。

ウェルシュ菌は食中毒の原因ともなる嫌気性菌ですが、人間の腸内には低菌数ですが普通に存在しています。しかし光岡先生の研究によると、これは体が老化していくと増えてくる菌だというのです。これではいけないと反省し、思い切って生活習慣を変えたのです。

それまでの私はたいへんな肥満体でした。なにしろ体重が88キログラム、体脂肪率（BMI）が34ぐらい、コレステロール値も400㎎／dlを超えていたのですから、ただちに要治療の状態でした。そうなってしまった自分の腸内細菌を調べたところ、明らかに「悪玉菌」が増えていたのです。これではいけないと、ライフスタイルを変えることにしたのでした。

どうしたらいいのか管理栄養士の友人に聞いてみたところ、答えは簡単でした。

「嫌いなものを食べたらいい」

それから食事で出されたのは、まさに私の嫌いなものばかりでした。とくにヨーグルトや野菜が私は大嫌いでした。それまでは肉とワイン、日本酒と魚。あとは白いご飯。ずっとこのパターンで、ほとんど野菜を摂らない生活を続けてきたのです。

泣く泣く、ヨーグルトを最初は一食あたり50グラムから食べ始めました。それが2年後には500グラムも食べていたのです。自分の腸内環境を変えることで持病の花粉症も軽減しました。腸内環境の改善が、私自身にとっても大きな福音になったのです。

これからは50代と60代の20年間でどんな生活をしたのかが、将来に「ピンピンコロリ」となるか、病気で亡くなるかということを決めるような時代になると思います。

私はその間もずっと、自分の腸内に20代から住み着いている「ビフィドバクテリウム・ロンガム（*Bifidobacterium longum*）」とも呼ばれる菌をときどき摂っていました。このロンガム種には整腸作用や免疫力活性化作用、感染防止やコレステロール低下作用などがあります。この菌体を増殖させ、それを凍結乾燥させて粉末にしたものを食すのです。

そうやって自分の若いときの菌を投与すれば、もともと自分の菌ですから腸内に住み着きやすい。少なくとも、他人の菌を入れるよりは定着するのです。もちろん、自分の菌を投与するだけではだめで、食習慣や運動習慣を含めたライフスタイル全体を管理していかなければ、その菌は昔のようには活性化しません。

「新老人」になるには

２０１７年に１０５歳で亡くなられた聖路加国際病院名誉院長の日野原重明先生は、「新老人の会」を立ち上げられ、またながらくその運営に関わられてこられました。「新老人」とは、75歳以上の高齢者のことで、60歳代はまだサポート会員。70歳から74歳までがジュニア会員で、75歳以上を「新老人」として定義しましょう、と日野原さんは提案されたのです。その会員はいま約７０００名おられるようです。

新老人の会ではこのうち約４００名を10年以上フォローアップしてこられたそうです

が、この間に亡くなられた方はわずか11名だそうです。

高齢者には弱々しいイメージがありますが、フォローアップされている高齢者たちは脆弱性などはなく、みなお元気です。まず、握力が強い。歩くスピードも速い。400名のうち36%の方は、毎日どこかへ出かけています。自分の意思でいろいろなところへ出かけて、情報を取り込むようにしておられるのだそうです。

もちろん、高齢者ですから病気はあります。たとえば高血圧で降圧剤を飲んでいる人は多いですが、降圧剤を飲んでさえいれば日常生活はできる。そういう意味では「健康」な状態なのです。

病気のないことを健康と呼ぶのではなく、病気があったとしても、それを克服できる手段を持っていて、日常生活がちゃんとできるのであれば、それが健康なのだろうと私は思います。これからそういう人たちが、どんどん増えてくるでしょう。

超高齢化が進むこれからの日本社会は、若い人が高齢者を支えるのではなく、裕福な高齢者がその他の高齢者を支えていくようなかたちに持っていかなければなりません。

昔の高齢者といまの高齢者とを、同じものだと考えてはいけないのかもしれません。

たとえば昔の高齢者は骨粗鬆症になるのが普通でしたが、いまは背筋をピンとして暮らしている高齢者たちが多いのです。あと5、6年で国民の4人に1人が75歳以上になるという現実は避けて通れないのですから、いかに病気にならない体に持ち込むかを先に考えていくべきです。

病気になってから病院に駆け込んで治療をする費用を考えれば、意識的に健康を維持することで、自分らしい生活ができる環境を作っていくほうが安上がりです。その人の生きている意味や尊厳に対する評価がなされるべきなのです。

私は今年70歳になり、いわゆる古希を迎えますが、友達からよく、「老後の楽しみがないだろう」と言われます。「そうかなあ」と思って妻に聞いたところ、「何を言っているの。毎日好きなことばかりやっているくせに」と言われました。たしかに、毎日好きなことができるのは私にとって最大の「老後の楽しみ」です。

高齢者がとても多くなる社会とは、どういう社会でしょう。仕事で静岡に行ったとき、ほかに行くところがないのか、静岡駅前のベンチにはいつもたくさんの高齢者が座っておられました。これからはどの町でもそういう風景が見られる社会になっていくのでしょう。

会社人間の場合、退職後に地域に溶け込むことができず、毎日テレビを見て生活をしていることが多くなりそうです。そうなると、68歳くらいで人生は行き着くところまで行ってしまい、新しいことが起きません。そこを超えていくには、なにか生きている意味付けを持ち込まないと、これからの時代にふさわしい高齢者＝「新老人」にはなれないのかもしれません。

いま、100歳を超える高齢者が日本には6万7000人おられ、そのうち88％が女性です。そして、このうちさらに80％は寝たきりだそうです。日野原先生のように元気な老人は、わずか20％しかいない。90歳を超える人々の数はなんと206万人もおられ、今後、ますます増加していくでしょう。

第1章でご紹介した「ピンピンコロリの島」が貴重なのは、その島の老人が誰も寝たきりではないからです。自分で野菜を作り、海藻を採り、地域にコミュニティもあるから、そういう点でのサポートもずいぶんなされています。この島の人たちが長生きなのは、食習慣や生活環境に大きな要因があるとしか考えられません。

生活改善で日本一の「長寿県」になった長野

野菜の摂取量が多く、食べる野菜を自分たちで作っている人が多い地域ほど、そこに住んでいる人たちは運動をしっかりしています。長野県が長寿ナンバーワンなのは、男女とも野菜の摂取量が多いからです。厚生労働省が国民の健康の増進の総合的な推進を図るための基本的な方針として示している「健康日本21」では、(毎日) 350グラム以上の野菜を摂りましょうといっています。長野県では平均で男性が379グラム、女性は365グラムの野菜を食べています。長野県は日本でいちばん人々が野菜を摂っている県でもあるのです。

長野県は典型的な短命県でした。塩分の摂りすぎで、脳卒中をはじめとする脳疾患が多かったのです。そこで「生活改良普及員」という制度を作り、栄養士会から保健所まで、県を挙げて徹底して食習慣を変えていきました。

それまでは塩分の摂りすぎだけでなく、化学調味料をやまほどふりかけた野沢菜が好まれていましたが、塩分を減らして野菜をたくさん食べるよう指導していった結果、2

000年に男性が第1位、女性も十数位に上がり、2010年に男女ともナンバーワンになりました。ライフスタイルの改善が、健康長寿につながったのです。

長野県の場合、山がちな地域が多く、そうした地域ではどこに行っても坂道で平坦なところはそれほどありません。山間部で野菜や果物を作るにも足腰を使います。こうした運動をうまく核にしながら、ご自分のライフスタイルを作っている人が多いのでしょう。しかも長野県は、75歳未満の発がん率がもっとも低く、75歳未満の有業率(働いている率)も全国一高いのです。長野は農業がさかんなので、自分たちが畑で作ったものを子供や孫に送る。そういうライフスタイルが長寿の源になっているのでしょう。日本栄養改善学会の雑誌に載っていたデータを見ると、世界的にも「自分で野菜を作っている人」ほど野菜をたくさん食べています。

「健康寿命」ナンバーワン、山梨県の秘密

長寿ナンバーワンは長野県と紹介しましたが、「健康寿命」のナンバーワンはじつは山梨県です。山梨の食生活の特徴は、意外にもマグロの摂取量が高いことです。海と接

していないにもかかわらず、山梨県民は日本でいちばんマグロを食べている県民です。その理由は、マグロの水揚港がある静岡からきわめて近いからです。

青森、秋田、岩手はいまなお「短命三県」と呼ばれていますが、そのうちの一つ青森県では、弘前大学と組んで「48位を47位にしたい」と必死です。しかし米を中心とする食生活で、塩分の摂取も多く、アルコールの量も半端ではないというライフスタイルが定着しているため、改善はなかなか難しいものがあります。

第1章の最後にふれた、世界で五つの長寿地域「ブルーゾーン」に含まれている沖縄県の平均寿命も、決して高くありません。男性は全国36位で、女性も7位に落ちました。じつは沖縄では30代、40代の早死にが多いのです。沖縄県はフライド・チキンの全国売上の3分の1を占めるとも言われ、スパムに代表されるような脂っこいものが大好きという土地です。

沖縄県の野菜の摂取量も男性45位、女性46位と最下位に近いのです。かつての沖縄料理は、生野菜や海藻をベースにしたものが多かったのですが、野菜の摂取量はどんどん下がっています。しかも車社会ですから運動不足で、アルコールも飲みすぎる文化です。

これらはやはり、生活習慣病の広がり、短命化に拍車をかけているのです。

豊かな社会は大腸がんが増える

病気の種類がもっとも多い臓器は大腸です。なぜ多いかというと、膨大な腸内細菌がそこに住んでいるからです。腸内細菌のほとんどは嫌気性菌ですから、大腸はまさに酸素のない暗黒世界といえます。そこに多数の腸内細菌が住んでいて、それが病気の種類の多様性をもたらしている。

このことを、がん研有明病院の名誉院長である武藤徹一郎さんが『大腸がん』という本で書いています。武藤さんは東大の名誉教授ですが、若い頃、大腸を研究しているというとほかの医者から、

「先生、大腸の病気を研究対象にするなんて、バカな医者がやることだよ」

と言われたそうです。

大腸などを研究するのは医者じゃないと誰もが思っていた時代から、武藤さんは腸の研究に勤しんでおられました。21世紀という「腸の時代」になって、武藤さんがこれま

でやってきたことの意味が、ようやく理解されるようになってきたのです。

暗黒世界ともいわれる大腸は、じつは臓器のなかでいちばんコントロールしやすい臓器でもあります。基本的に、人は自分の臓器の働きをコントロールすることができません。唯一、それが可能なのが大腸なのです。

努力さえすれば、腸内環境は自分の力で変えることができる。しかも大腸の腸内環境は、健康にとってもっとも重要なことの一つです。病気の発生源である大腸を健康の発信源に変えることなしに、健康長寿は実現できません。

先にも述べたとおり、世界がん研究基金とアメリカがん研究協会が10年ごとに「ザ・レポート」という報告書を出しており、2017年にも新しいものが出ました。この「ザ・レポート」の2007年のデータでは、大腸発がんの原因を四つ挙げています。一つ目が動物性脂肪、ようするに肉類や加工肉の食べすぎで、二つ目が野菜不足、三つ目が運動不足で、四つ目がアルコールの飲みすぎです。

1920年以前のアメリカは、大腸がんより胃がんが多い社会でした。第一次世界大戦が終わったあと、アメリカは特需景気で各家庭に車が普及し始め、さらに冷蔵庫に肉が保存できるようになり大量の摂取が始まりました。そのために胃がん型から大腸発がん型の社会に変わっていったのです。

日本でもいまは大腸がんが、がん患者数の1位です。１９９０年代までの日本社会の「欧米化」とは、いかに動物性脂肪をたくさん摂取するか、という食生活における変化でした。しかし現在の「欧米化」とは高齢化です。高齢者はつねに「前がん状態」ですから、そこに肉類の過剰摂取など、大腸がんを起こす要因を作ってしまうとなりやすいのです。

日本人は長寿と言われますが、男性と女性とでは平均寿命が大きくことなります。厚生労働省が発表した２０１６年の日本人の平均寿命は、男性が80・９８歳で女性は87・１４歳でした。世界的にみても男女の平均寿命には4～6歳の差がありますが、そもそもこれは男性と女性とで腸内細菌のパターンに大きな違いがあるからかもしれません。

私たちの研究グループが、これまでに約５０００人分の大便から腸内細菌を解析してきた結果わかったのは、男性と女性とでは腸内細菌のパターンが違うことです。さらに30代からは、10歳ずつ年をとるごとに腸内細菌のパターンが大きく変わることもわかってきています。このあたりを分析すると、長寿の要因がわかるようになるかもしれません。

1990年代以後、高齢化にともなう腸内細菌の変化が、大腸がんの発症にも大きな影響を与えていると考えられるようになりました。かつて元総理の麻生太郎さんが、「いまはこんなにタバコを吸う人が少ないのに、なぜ肺がん患者が多いのか」と言ったことがありました。男性のがん死の第1位は肺がん、第2位が胃がん、第3位が大腸がんです。「こんなにタバコを吸う人が少ない」のに肺がん患者が多いのは、80%の男性がタバコを吸っていた時代の人たちが、いま肺がんになっているということです。おそらく肺がんは今後どんどん減るでしょう。逆に生活が豊かになると、大腸がんは増えていきます。

「アルバイト」よりも「正社員」を励ますべし

厚生労働省の「健康日本21」では、食物繊維の一日の摂取量の目標を、男性で20グラム以上、女性で18グラム以上に置いていますが、20代から40代が年間に食べる量はだいたい、毎日12〜14グラムです。いま食物繊維をもっとも摂っている世代は60代で、この世代だけが「健康日本21」の数値目標に近いのです。

中高年世代の食物繊維摂取量が多いのは、野菜を多く食べる習慣を持っているからでしょう。なんでもおいしく、楽しく食べることをいちばんに考えるいまの若い人たちにとっては、野菜をしっかり嚙んで食べるということ自体、やや時代遅れな感じがするのかもしれません。肉類を中心とした食事に、野菜が少々というのが現実でしょう。

しかし本当は、野菜がメインで肉少々ぐらいにしないと、いい腸内環境は作れません。本書では繰り返し述べてきたことですが、腸内のビフィズス菌は酢酸を産生します。酢酸は短鎖脂肪酸の一つですが、腸内細菌によって作られる短鎖脂肪酸は酢酸が中心です。短鎖脂肪酸は腸管運動を活発にするエネルギーのもとになりますから、産出されるとどんどん吸収されてしまいます。

一方、酪酸産生菌は野菜などで食物繊維を摂らないと活性化しません。野菜を摂れば摂るほど、腸内の酪酸産生菌は増えていきます。ヨーグルトを食べると腸内にもともといるビフィズス菌が活性化しますが、それだけでは酢酸が産出されるだけで、酪酸が生まれません。

酪酸は腸管免疫を正常化したり、がん細胞を抑制したりします。そして酢酸は腸管感染症を予防します。ヨーグルトと野菜の両方を摂ると、酪酸と酢酸を生み出す二つの菌の働きによって、よい腸内環境が維持されるのです。

いわばヨーグルトは、もともと腸内に居ついているビフィズス菌を活性化する「アルバイトの学生」みたいなものです。それよりも大切なのは、もともといる「正社員（＝ビフィズス菌）」を直接的に励ますことです。

ビフィズス菌は酢酸を産生する菌です。赤ちゃんのウンチにちょっと酸臭がするのは、ビフィズス菌が多いからです。酸臭が多いのはpHが酸性側に傾いているからで、そのためにビフィズス菌が多いと腸管感染症が起こりにくいのですが、成長して食事を始める年齢になると、だんだんビフィズス菌が減ってきて、酪酸を産生するフィーカリバクテリウムのような菌が増えていく――そういう構図なのです。

トイレに行かない女性たち

最近、トイレに行かない若い女性が増えています。前の章で紹介した「トクホ（特定保健用食品）」の有効性や機能性、安全性を示すには、最終製品を使った試験をヒトを相手に実施し、その根拠を科学的に示す学術論文を出さなくてはなりません。そういう試験や論文の対象として選ばれるのは、ほとんどの場合、東京都内に住む女子学生の腸内細菌です。

彼女たちの生活習慣はきわめて劣悪なため、腸内細菌のパターンが酷いことになっています。そこにヨーグルトを与えるとパターンが劇的に変わるため、とてもいいデータが取れるのです。

たとえば以前、「2週間に1度しか大便が出ない」という女性がいました。その女性の大便をもらったところ、とても臭かった。なぜそうなるのか、食生活について訊ねたところ、摂っているのはお菓子と炭酸飲料だけでした。お腹が減ったらお菓子を食べ、お茶か炭酸飲料を飲むだけ。それでは出るものも出るわけがありません。

20代の日本人女性の2人に1人が便秘症だと言われています。30〜50代、あるいは10

代でさえ、10人中3人は便秘症です。運動をしないうえに食べ物にも無頓着、しかも「出ない」ことがまるで平気なのです。出るべきものが出ないと、なんとなく気持ち悪いという感覚がまったくありません。

日本人女性全体の48%が便秘症で、そのうちの65%が5日に1回しか便通がない。月曜日から金曜日までずっと出ず、週末になってあわてて下剤を使って出すパターンが多いのです。これを私たちは「週末トイレ症候群」と呼んでいます。

その原因は、一言でいえばストレスあるいは運動不足です。とくに「腸腰筋」といわれるインナーマッスルをふだんから鍛えておかないと、どうしても便を押し出す力が弱くなってしまいます。ところが運動はしないし、ストレスもたまっている。ストレスによる痙攣性の便秘の場合、「兎糞」という、ウサギの糞のような丸っこいウンチになってしまいます。

さらにいまの若い女性に多いのは、ダイエットの悪影響です。痩せるためにあまり食べない。食べる量が少ないから、出るものも出ない。この悪循環を繰り返しているのです。彼女たちは、自分では「ちゃんと食べている」と思っています。「ヨーグルトは毎日食べてます。ヨーグルト食べれば出るんでしょ？」と言うのです。

勘違いしている人が多いのですが、ヨーグルトばかり食べても、腸内に食物繊維がなければ大便が出るわけがありません（腸内細菌の状態はよくなるかもしれませんが）。「野菜を摂らないと、ウンチは出てこないんだよ」と教えてはじめて、「あ、そうだったんだ」ということを知る。「大便」についてのリテラシーは、ここまで衰えているのです。


理想的な排便を阻害する諸悪の根源はジャンクフードですが、これについてもジャンクフードの成分を変えることで解決できるかもしれません。

諏訪中央病院名誉院長の鎌田實先生は、地元のコンビニに野菜弁当を作るように頼んだといいます。長野県でも若い人は野菜を食べません。長寿日本一になった長野県で最大の問題は、20～30代の食生活なのだそうです。いまの40～50代はよいのですが、その下の世代になると、野菜を食べない。そこでコンビニの弁当を野菜中心としたものに変えていく活動を、地域と組んでやっているそうです。

ジャンクフードにしても、人が食べやすいようなものを作るにあたって、健康への志向を変えるようなものにしていくことが必要だと思います。

母から子へ腸内細菌は受け継がれる

厚生労働省の「健康日本21」では、1日に9000歩以上は歩きましょう、野菜は350グラム以上食べましょう、ということを健康の指針にしています。9000歩はだいたい、一時間半の歩行に相当します。いちばんよいのは階段の上り下りです。

朝少し早めに起きて、一駅分ぐらいウォーキングする時間を作るといい、とよく言われます。しかし、やろうとしてもなかなかそれは継続しません。

せめて毎日、1万歩ぐらいは自分の足で歩いたほうがよいのですが、とくに地方在住の人の場合、車社会なのでほとんど運動していないのが実情なのです。首都圏の女性は通勤時の階段の上り下りがありますが、農村部の女性は車の運転ぐらいしかしない。いまは農作業もそれほどきつくありませんから、どうしても肥満度が高くなってしまいます。

体を使うことが嫌いな地方在住の女性が、それでは何が好きかといえば、「おいしいものを食べること」だというのです。ただし、トイレで出すことは嫌い。そういう生活習慣を続けていると、自分自身はそれでもいいかもしれないけれど、子供への悪影響が心配です。生まれた子供には母親の腸内細菌が定着するからです。

子供の成長や知力の形成には、母親の腸内細菌が大いに関与します。母親の腸内細菌が悪ければ、それはすべて子供にも受け継がれてしまいます。

赤ちゃんと母親が同じ腸内細菌を持つことについては、すでにたくさんの論文が書かれています。母から赤ん坊に菌株が受け継がれるのは、産道を通るときに腸内細菌や膣の菌が付着するからです。粘膜は遺伝形質によって決まるので、粘膜の構造によって、特定の菌だけがつく。なかでも腸内細菌はこのときに粘膜につかないと、一回で流れてしまいます。

これを「定着」あるいは「粘着」といいます。粘着力がなければ、子供の腸内で優勢菌種として、あるいは腸内常在菌としての機能をまったく果たすことができません。

そこで粘膜をうまく利用できるように、母親からもらってきた菌が子供に対しても、ちゃんと遺伝的に支配するようになっている。こうした特性を利用するのが、前の章で紹介した「大便移植」です。大便移植の場合、母親か兄弟の大便を投与します。それは母と子、あるいは同じ母から生まれた子同士であれば、同じ菌株を持っているからです。大便移植の場合、ご主人の大便は使えません。

とにかく「大便は汚いものだ」という意識を捨てて、自分の健康を知るうえでいちばん大事な手段であることを理解してほしいのです。いままでの発想を完全に転換させるほどの大きな力を大便は持っているのです。

おわりに

大便を出すことに対する違和感をなくしていくことは、その人の寿命に大きく関係します。これからの時代は、病気になってからあわてて病院に駆け込んで薬をもらうのではなく、自分自身で健康になることを考える時代です。そのためにも、自分にとっての健康はなにかという、健康意識を変えていかなければなりません。

いまはいろいろな健康食品が出ており、どれもが「これは健康にいい」といっていますが、その効果には個人差があるのは当然です。そういう情報だけが、健康についての情報のすべてではないはずです。自分にとって何が大事なのかを、毎日の生活のなかで探るライフスタイルが求められています。

「ピンピンコロリ」の長寿地域では、朝起きたら、おばあちゃんが死んでいた、まったく家族の世話にならずに、あの世に行ってしまった、という話をよく聞きます。家族にとってみれば、少しでも手を煩わせてくれたほうがありがたかったのに、それをさせないで逝ってしまったと、残された人たちは悔やんでいましたが、病気になって病院で100歳まで生きる老人になるより、私は「ピンピンコロリ」という死に方ができる生活習慣が大事だと思います。100歳を超えた6万7000人のうち、80％は寝たきりで、生きているといっても、医療を通じて永らえているだけです。健康や生死に対する認識を、これから日本人はどう持つべきなのか。いまの団塊世代があと数年で75歳以上になり、人口の4分の1が75歳以上になりますが、そのあとの社会は本当に不安です。

その鍵を握るのが、大便に対する考え方を変えて、自分の健康のありようを見ていくことです。そのような意識改革を、私は「大便革命」と呼びたいと思っています。

著者略歴

辨野義己《べんのよしみ》

一九四八年大阪府生まれ。

国立研究開発法人理化学研究所科技ハブ産連本部辨野特別研究室特別招聘研究員。

農学博士。専門領域は腸内環境学、微生物分類学。酪農学園大学獣医学科卒。

東京農工大学大学院を経て、二〇〇九年より現職。DNA解析により腸内細菌を多数発見。

腸内細菌と病気の関係を掘り下げて研究し、文部科学大臣表彰・

科学技術賞（理解増進部門・二〇〇九年）ほか数々の学会賞を受賞。

ビフィズス菌・乳酸菌の高い健康効果を訴える「うんち博士」としてテレビ、
雑誌などのマスコミに広く取り上げられており、講演活動も多い。

『自力で腸を強くする30の法則』（宝島社）、

『腸内細菌の驚愕パワーとしくみ』（C&R研究所）、

『100歳まで元気な人は何を食べているか？』（三笠書房）など著書多数。

幻冬舎新書 508

大便革命
腐敗から発酵へ

二〇一八年七月三十日 第一刷発行

著者 辨野義己

発行人 見城 徹
編集人 志儀保博
発行所 株式会社 幻冬舎
〒一五一-〇〇五一 東京都渋谷区千駄ヶ谷四-九-七
電話 〇三-五四一一-六二一一(編集)
〇三-五四一一-六二二二(営業)
振替 〇〇一二〇-八-七六七六四三
ブックデザイン 鈴木成一デザイン室
印刷・製本所 株式会社 光邦

Printed in Japan ISBN978-4-344-98509-4 C0295
へ-1-2

幻冬舎ホームページアドレス http://www.gentosha.co.jp/
*この本に関するご意見・ご感想をメールでお寄せいただく場合は、comment@gentosha.co.jp まで。

幻冬舎新書

小長谷正明
世界史を動かした脳の病気
偉人たちの脳神経内科

ジャンヌ・ダルクが神の声を聞いたのは側頭葉てんかんの仕業？　南北戦争終結時、北軍の冷酷なグラント将軍が南軍に寛大だったのは片頭痛のせい？　リーダーの変節を招いた脳の病を徹底解説。

五木寛之
健康という病

健康という病が、今日本列島を覆っている。溢れる情報の中、専門家の意見は分かれ、私たちは振り回されてばかりだ。どうすればいいのか？　必要なヘルスリテラシーとは？　健康不安が消える新・健康論。

吉沢久子
100歳まで生きる手抜き論
ようやくわかった長寿のコツ

一度きりの人生、誰もが100歳まで元気に生きたいと願うが、それが叶うのはほんの一握り。ならば長生きできる人とそうでない人は何が違うのか？　手を抜くコツがわかると人生は激変する！

成田聡子
したたかな寄生
脳と体を乗っ取り巧みに操る生物たち

ゴキブリを奴隷のように仕えさせる宝石バチや、泳げないカマキリを入水自殺させるハリガネムシなど、恐るべき支配力を持ち、時に宿主を死に至らしめる寄生＝パラサイトという生存戦略を報告。

幻冬舎新書

山田悟
カロリー制限の大罪

カロリー制限は、たった2年の実践によって骨密度の低下、貧血、筋肉量の低下が報告されるなど、危険性がわかってきた。カロリー制限の問題点を明らかにしつつ、美味しく楽しく続けられる糖質制限を解説する。

副島隆彦
老人一年生
老いるとはどういうことか

老人は痛い。なのに同情すらされない。若い人ほどわかってくれない。これは残酷で大きな人間の真実だ。5つの老人病に次々襲われた著者の体験記。痛みと老化と医療の真実がわかる痛快エッセイ。

井出留美
賞味期限のウソ
食品ロスはなぜ生まれるのか

卵は冬場なら57日間(産卵日から)生食可!――まだ食べられる食品を大量に廃棄する「食品ロス」大国・日本。小売店、メーカー、消費者、悪いのは誰なのか。食品をめぐる「もったいない」構造にメスを入れる。

里見清一
医者とはどういう職業か

医学部受験から病院への就職、労働環境、収入、出世、結婚、不倫その他スキャンダル、医療事故とそのリスク、そして名医の条件と将来の医師像まで医者のすべてを説き明かした画期的医師論。